Das Drogentaschenbuch

Das Drogentaschenbuch

Ralph Parnefjord

2., aktualisierte und erweiterte Auflage

32 Abbildungen

2000
Georg Thieme Verlag
Stuttgart · New York

Dr. med. Ralph Parnefjord
Bergstraße 46
D-52062 Aachen

Die Deutsche Bibliothek – CIP-Einheitsaufnahme

Parnefjord, Ralph:
Das Drogentaschenbuch / Ralph Parnefjord. – 2., aktualisierte und erw. Aufl. – Stuttgart ; New York : Thieme, 2000

1. Auflage 1997
(die 1. Auflage erschien im Ferdinand Enke Verlag, Stuttgart)

Rüdigerstraße 14
D-70469 Stuttgart
Unsere Homepage: http://www.thieme.de

Printed in Germany

Umschlaggrafik: Stefan Killinger, Kornwestheim
Satz: primustype Robert Hurler, D-73274 Notzingen, gesetzt auf Textline mit HerkulesPro
Druck: Druckhaus Götz
D-71636 Ludwigsburg

ISBN 3-13-118032-3 1 2 3 4 5 6

Wichtiger Hinweis: Wie jede Wissenschaft ist die Medizin ständigen Entwicklungen unterworfen. Forschung und klinische Erfahrung erweitern unsere Erkenntnisse, insbesondere was Behandlung und medikamentöse Therapie anbelangt. Soweit in diesem Werk eine Dosierung oder eine Applikation erwähnt wird, darf der Leser zwar darauf vertrauen, dass Autoren, Herausgeber und Verlag große Sorgfalt darauf verwandt haben, dass diese Angabe **dem Wissensstand bei Fertigstellung des Werkes** entspricht.

Für Angaben über Dosierungsanweisungen und Applikationsformen kann vom Verlag jedoch keine Gewähr übernommen werden. **Jeder Benutzer ist angehalten**, durch sorgfältige Prüfung der Beipackzettel der verwendeten Präparate und gegebenenfalls nach Konsultation eines Spezialisten festzustellen, ob die dort gegebene Empfehlung für Dosierungen oder die Beachtung von Kontraindikationen gegenüber der Angabe in diesem Buch abweicht. Eine solche Prüfung ist besonders wichtig bei selten verwendeten Präparaten oder solchen, die neu auf den Markt gebracht worden sind. **Jede Dosierung oder Applikation erfolgt auf eigene Gefahr des Benutzers.** Autoren und Verlag appellieren an jeden Benutzer, ihm etwa auffallende Ungenauigkeiten dem Verlag mitzuteilen.

Geschützte Warennamen (Warenzeichen) werden **nicht** immer besonders kenntlich gemacht. Aus dem Fehlen eines solchen Hinweises kann also nicht geschlossen werden, dass es sich um einen freien Warennamen handele.

Vorwort

Kurz nach dem Erscheinen der ersten Auflage des „Drogentaschenbuches“ wurde ein neues Betäubungsmittelgesetz in Deutschland verabschiedet. Die praktischen Aspekte sind in dieser Auflage im Kapitel 27 zusammengefasst. Interessanterweise werden immer mehr Substanzen für illegal erklärt bzw. von den Behörden kontrolliert, wobei die pharmazeutische Erlaubnis, Cannabinoide als Medikament vertreiben zu dürfen, viele überraschte. Wahrscheinlich werden in den nächsten Jahren die Drogendebatte und der dazugehörige politische Wandel in Europa weitere Veränderungen mit sich führen. Für viele ist dies eine Möglichkeit, „Schlupflöcher“ in den Gesetzen zu finden, für die meisten trägt es jedoch nur dazu bei, die Verwirrung noch größer zu machen. So sind die Diskussionsgruppen im Internet voll mit Nachfragen, ob nun Cannabis-Samen, Ephedrin, 2C-T-7 oder Meskalinkakteen illegal seien. Noch interessanter sind viele der Antworten, die offensichtlich auch nur auf Vermutungen basieren.

In der zweiten Auflage konnten neuere Substanzen wie MTA, 2C-T-2 und 2C-T-7 berücksichtigt werden, zu denen kaum Literatur oder sonstige Informationen allgemein erhältlich sind. Sogar die holländischen „Smart-shop“-Verkäufer äußerten mir gegenüber wiederholt ihren Wunsch, etwas „Schriftliches“ über diese Substanzen sehen zu können.

Zudem habe ich einige pflanzliche Substanzen beigefügt, die gegenwärtig häufig ohne ausreichende Fachkenntnisse als Drogen eingenommen werden. Für eine ausführliche Beschreibung von weiteren psychoaktiven Pflanzen von Ginster bis Opium kann ich nur Dr. Christian Rätschs hervorragendes Buch „Enzyklopädie der psychoaktiven Pflanzen“, AT-Verlag, 1998, auf das wärmste empfehlen.

In der zweiten Auflage ist zudem etwas mehr Mühe in das grafische Layout investiert worden, z. T. mit Farbbildern von repräsentativen Drogen und Drogenzubereitungen. Zudem sind Anregungen und Kommentare zu der ersten Auflage berücksichtigt worden.

Bei vielen Substanzen sind in dieser Auflage auch Angaben über Drogenscreening-Untersuchungen hinzugefügt worden. In den USA hat sich die Eigenart, Urinuntersuchungen auf Drogen bei Angestellten vorzunehmen, weit verbreitet („pissing for the bladder cops“). Urinuntersuchungen auf Drogen werden auch in Europa häufiger. Im Kapitel 28 wird dieses Thema etwas ausführlicher besprochen. Die Angaben in diesem Buch sind nicht als ein Leitfaden um Drogenscreening-Untersuchungen auszutricksen gemeint, sondern sollten eher eine Anregung zum Nachdenken *vor* dem Drogenkonsum sein, da viele Benutzer sich nicht im Klaren sind, wie lange Substanzen nachweisbar sind.

Für die sachliche Überprüfung des Textes, wertvolle Anregungen, Kommentare und Korrekturen der zweiten, erweiterten Auflage dieses Buches möchte ich gerne an dieser Stelle folgenden Personen herzlich danken: Herrn Dr. habil. Jochen Gartz, Leipzig (Kapitel: Psilocybin, Fliegenpilze), Frau Priv.-Doz. Dr. med. Euphrosyne Gouzoulis-Mayfrank, Aachen (Kapitel: Amphetamine, Ecstasy), den Herren Prof. Dr. David Nichols und Dr. Tim Sattelkau, West Lafayette/USA (Kapitel: MTA), Herrn Jonathan Ott, Vera Cruz/Mexico (Kapitel: DMT und Ayahuasca), Herrn Dr. Alexander Shulgin, Lafayette/USA (Kapitel: 2C-B, DOM), Herrn Dr. phil. Christian Rätsch, Hamburg (Kapitel: Cannabis, Engelstrompete, *Salvia divinorum*, DMT und Ayahuasca) sowie „Rhodium", Internet (Kapitel: GHB).

Zudem möchte ich dem Bundeskriminalamt in Wiesbaden und dem Innenministerium Baden-Württemberg für die freundliche Nachdruckgenehmigung vieler der farbigen Abbildungen danken.

Aachen, im September 1999 R. Parnefjord

Inhaltsverzeichnis

Einleitung

Seit Jahrtausenden nehmen Menschen psychoaktive Substanzen in unterschiedlichen Formen und Zubereitungen ein, um ihr Bewusstsein und ihre Wahrnehmung zu verändern. Hochkulturen sind entstanden und verschwunden, mit ihnen ihre unterschiedlichen Sakramente und Heilmittel, von denen insbesondere die berauschenden und visionserzeugenden Substanzen geschätzt und benutzt wurden.

In unserer Kultur, die weiterhin durch ihre christlichen Wurzeln stark geprägt wird, ist die einzige religiös akzeptierte Droge der Alkohol. Und dieser auch nur in kleinen Mengen als Bestandteil des Sakramentes Abendmahl. Chemisch induzierte Bewusstseinsveränderungen sind ein Tabu und werden nicht akzeptiert als Methode, Gott näher zu kommen. Ob wir es wollen oder nicht, diese kulturelle Prägung färbt heute noch unser Urteilsvermögen und unsere emotionale Grundstimmung. Dennoch ist der Drang einzelner Menschen, veränderte Bewusstseins- und Rauschzustände zu erleben, stärker denn je.

Alkohol, ursprünglich als Teil eines Sakramentes, spielt hierbei eine nicht unerhebliche Rolle. Er wurde in den letzten Jahrhunderten nicht nur vor dem Altar eingenommen, sondern bald auch bei profanen sozialen Ritualen und im Privatleben. Letztendlich ist Alkohol für unsere heutige Kultur, zusammen mit den beiden anderen kulturell akzeptierten Drogen, Nikotin und Koffein, zu einem umfassenden Gesundheitsproblem geworden, dass uns sehr große Schwierigkeiten bereitet.

Parallel hierzu wurden vor etwas mehr als 100 Jahren Drogen wie Opium, Kokain und Cannabis aus fremden Kulturen in unsere eingeführt, und es dauerte nicht lange, bis auch diese Substanzen in umfangreichem Maß genutzt wurden und erhebliche gesundheitliche Schädigungen und gesellschaftliche Reaktionen mit sich brachten. In den letzten 50 Jahren sind durch unser zunehmendes pharmakologisches Wissen eine Vielzahl weiterer Drogen erzeugt, wieder entdeckt und weiterentwickelt worden. Wir nähern uns einem Punkt, an dem fast jeder Bewusstseinszustand durch eine Droge erzeugt werden kann, obwohl unsere Kultur sich offiziell dagegen sträubt.

Die Gesellschaft hat versucht, dieser Entwicklung durch Verbot und Strafe entgegenzuwirken. Anfängliche Versuche, Koffein oder Alkohol zu verbieten, sind in Europa und den USA unternommen worden, mussten jedoch bald aufgrund öffentlicher Massenproteste und weiterbestehendem Missbrauch aufgegeben werden. Seitdem wird wenigstens versucht, jede neu eingeführte, euphorisierende Substanz zu verbieten und die Verwendung von Alkohol, Nikotin und Koffein einzuschränken.

Ob diese Einschränkung bzw. Prohibition die richtige Lösung war oder ist, kann natürlich diskutiert werden. Fest steht nur, dass eine Auseinandersetzung mit illegal erklärten, psychoaktiven Substanzen hierdurch eine zusätzliche Dimension bekommt. Durch die Illegalisierung wird der Drogenbenutzer kriminalisiert, und die Langzeitwirkungen der Substanz sind kaum von der Wirkung der sozialen Umstände zu trennen. Gegenwärtig kann somit keine zusammenfassende Information über die Wirkung von Drogen auf Menschen isoliert von der Kriminalität gegeben werden.

Durch die emotionale Wertung, die hier entsteht, ist es sehr schwer, Informationen anzubieten, ohne dass diese als eine allgemeine Befürwortung oder Ablehnung gegenüber dem Drogenkonsum aufgefasst werden. In den letzten Jahrzehnten sind erhebliche politische und wirtschaftliche Manipulationen möglich geworden, da durch die Drogenkriminalität große Mengen Geld fließen. Somit kann und wird viel Propaganda und Macht mit Drogen verbunden.

Gegenwärtig ist die Informationslage so schlecht, dass Drogenbenutzer sich kaum für die Informationshefte der Gesundheitsbehörden oder der Polizei interessieren, da sie der Auffassung sind, diese seien sowieso gegen Drogen gerichtet und wollten nur eine Schreckenspropaganda verbreiten. Andererseits werden informierende Laientexte über Drogen und Drogenbenutzung, z. B. über den richtigen Umgang mit Ecstasy auf Ravepartys, als „Drogenverherrlichung" bezeichnet und teilweise juristisch verfolgt.

Dennoch besteht bei sehr vielen Drogenbenutzern und betroffenen Familienangehörigen ein erheblicher Mangel an Wissen, der durch emotionale Vorurteile kompensiert wird. Jüngere Drogenbenutzer haben sich bereits daran gewöhnt, dass sie nicht wissen, was die Tabletten beinhalten, die sie illegal kaufen und einnehmen. Die verwirrende Anzahl an Tablettenformen und -namen erzeugt die Illusion, dass immer neuere, bessere Drogen hergestellt werden und unbedenklich eingenommen werden können. Gleichzeitig verzweifeln manche Eltern und besorgte Helfer, weil die Szene mit Drogennamen und Begriffen gefüllt ist, die unüberschaubar wirken.

Sowohl bei den Benutzern von Drogen als auch den professionellen Helfern, die mit Drogenberatung, Entgiftungsbehandlungen und psychiatrischen Weiterbehandlungen zu tun haben, mangelt es weiterhin an ausführlichen Informationen, insbesondere über relativ neue Substanzen (sogenannte „Designerdrogen"). Dies ist um so bedauerlicher, weil die Presse unaufhörlich mit sensationellen Berichten, aber erschreckend wenig Fachwissen und immer wiederkehrenden Fehlinformationen täglich über Drogen berichtet und somit ein unwissendes Publikum emotional manipuliert.

Zum Titel

Das Wort „Droge“ ist ein schrecklicher Kompromiss. Im Grunde genommen bedeuten „Drogen“ in pharmazeutischer Hinsicht: „Rohstoffe aus dem Pflanzen- und Tierreich, die zu Arzneimitteln, Riechstoffen, Gewürzen, Geschmackskorrigenzien und Hilfsmitteln der Arzneiforschung verwendet werden“.

Eigentlich wollte ich diesen Text „Informationen über gegenwärtig illegale, psychoaktive Substanzen und solche, deren Gebrauch als Missbrauch bezeichnet wird“ nennen. Allerdings denke ich, dass sich einerseits niemand von so einem Titel angesprochen fühlt, und andererseits müsste ich dann genaugenommen auch über Alkohol, Medikamente, Nikotin und Koffein berichten – Substanzen, die mich in diesem Zusammenhang nicht interessieren.

Im Volksmund werden jedoch unter „Drogen“ genau die Substanzen verstanden, die hier dargestellt werden. Die Tatsache, dass auf jeden Drogenabhängigen in der europäischen Bevölkerung zehn Medikamentenabhängige und fast 100 Alkoholabhängige kommen, sollte nicht vergessen werden. Ebenfalls nicht zu vergessen sind auch die unzähligen Nikotin- und Koffeinabhängigen. Über Alkohol, Medikamentenmissbrauch, Tabak und Koffein gibt es jedoch im Fachhandel bereits hervorragende Bücher. Was mir persönlich gefehlt hat, ist ein übergreifender Text über „Drogen“. Daher werden, technisch gesehen, legale Substanzen wie GHB, Lachgas und organische Lösungsmittel hier mitberücksichtigt, da sie als „Drogen“ genutzt werden.

Wie bereits oben geschildert, ist der gesellschaftliche Begriff „Drogen“ sehr oberflächlich und lässt kaum Rückschlüsse auf die Eigenschaften der einzelnen Substanzen zu. Es ist durchaus möglich, dass die Hälfte der hier erwähnten Substanzen in 20 Jahren gar nicht mehr als „Drogen“ aufgefasst werden, dafür vielleicht andere, die wir heute nur als „Genussmittel“ bezeichnen.

Vorurteilsvolle Thematik

Die Thematik „Drogen“ erlebt eine Welle von Vorurteilen erheblichen Ausmaßes. Die Gesellschaft und ihre Menschen haben sich in der Vergangenheit immer wieder dazu verleiten lassen, auf angstbesetzte

Themen irrational und überschießend zu reagieren. Wir verstehen heute nicht, wieso Menschen um 1500 n. Chr. andere Mitmenschen foltern und lebendig verbrennen konnten, nur aus der Angst heraus, es könnte sich um „Hexen“ handeln.

Kaum ist unsere westliche Gesellschaft dem „dunklen Mittelalter“ entkommen, wiederholen sich diese angstbesetzten, irrationalen Reaktionsweisen gegen Andersdenkende, Angehörige anderer Glaubensrichtungen usw. Wir glauben, im heutigen Informationszeitalter frei von Ängsten und irrationalen, hysterischen Reaktionen zu sein. Dabei entfaltet sich seit Jahrzehnten eine ähnlich irrationale Massenhysterie um die Thematik „Drogen“. Es gibt bereits mehrere Bücher über die geradezu bürgerkriegsähnlichen Zustände in den USA („War on Drugs“). Deshalb werde ich darauf verzichten, hier die absurden vergangenen und gegenwärtigen Denk- und Handlungsweisen über Drogen aufzuzählen.

Erschwerend für eine sachliche Diskussion zur Lösung dieser komplexen Thematik ist die Tatsache, dass die meisten Menschen eine stark emotional gefärbte Meinung über Drogen haben. So werden die absurdesten Horrorbeschreibungen der Presse für Wissenschaft gehalten und von manchen Gruppen wird verlangt, dass alle Dealer und Junkies erhängt oder zu Zwangsarbeit verurteilt werden sollten. Gleichzeitig halten viele Drogenbenutzer kritische Warnungen für Propaganda und unternehmen riskanteste Selbstversuche mit äußerst schädlichen Intoxikationen ohne Rücksicht auf die Konsequenzen für ihren Körper, ihre Familie oder Freunde.

Den meisten neugierigen Drogenbenutzern, wie auch den besorgten Eltern und Familienangehörigen, fehlen vorurteilsfreie Informationen über die entsprechenden Substanzen. Sowohl unnötige Angst oder Hysterie als auch Fahrlässigkeit und lebensbedrohliche Komplikationen könnten durch ausreichende Information vermieden werden. Drogen haben, wie alles andere, Vor- und Nachteile. Diese zu erkennen und zu benennen verlangt jedoch, dass ausreichendes Wissen vorhanden ist, um nicht Pauschalisierungen von anderen übernehmen zu müssen.

Drogen sind weder schlecht noch gut. Lediglich die Bedeutung, die wir Menschen ihnen geben, verändert die Qualität. Gegenwärtig ist daher nicht zu leugnen, dass Drogen einen erheblichen Einfluss auf unsere Gesellschaft ausüben. Es sterben Menschen, kriminelle Handlungen werden vorgenommen, Menschenrechte werden verletzt und Angst breitet sich aus. Wichtig dabei ist zu wissen, dass dies eine Folge des menschlichen Umgangs mit Drogen ist, nicht eine Eigenschaft der Drogen als solche. Jahrtausendelang sind die meisten Drogen in anderen Kulturen friedlich und relativ problemlos genutzt worden, erst unsere moderne Gesellschaft erlebt eine starke Bedrohung und Ambivalenz gegenüber diesen Substanzen. Ich hoffe, dass eine Zunahme der vorhandenen Information über die Substanzeigenschaften, Wirkungen und Nebenwirkungen eine langsame Veränderung erzeugen kann, die auf durchdachten und verantwortungsvollen Überlegungen beruht.

Zur Darstellungsform

Die Informationen in diesem Buch können von Drogenbenutzern, deren Angehörigen und auch von besorgten Helfern genutzt werden. Die Verbreitung dieses Wissens ist nicht als Anreiz dafür gedacht, Drogen kritiklos zu konsumieren, sondern das nötige Verständnis zu liefern, um verantwortungsvolle und überlegte Entscheidungen treffen zu können.

Ich habe versucht, den Text so verständlich wie möglich zu halten, ohne überflüssige akademische Ausdrucksweisen oder medizinische Fachausdrücke. Trotzdem befürchte ich, dass einige Textabschnitte für Leser ohne jegliche Medizinkenntnisse schwer zu verstehen sein werden. Ich wollte mich allerdings an die Grundthematik halten und nicht allzuviele grundlegende Erklärungen oder Umschreibungen im Text haben. Um manche Leser nicht abzuschrecken, habe ich darauf verzichtet, Quellenangaben, Zitatreferenzen und Fußnoten zu verwenden. Ich hoffe daher, dass sich auch Leser ohne Neigung zu akademischen Büchern überwinden können, diesen Text zu lesen. Hierdurch verliert er vielleicht an wissenschaftlichem Ansehen, nicht jedoch an Informationsgehalt.

Andererseits würde es dem Sinn dieses Buches nicht entsprechen, wenn er in einem „kumpelhaften", familiären Stil geschrieben worden wäre, der Leser gleich geduzt und das Wissen in einer alternativen Jargonsprache vermittelt wird. Meiner Meinung nach verleitet dieser Ton dazu, die Ernsthaftigkeit der Thematik zu verwischen und einen übertriebenen Optimismus dem Gebrauch von Drogen gegenüber zu entwickeln.

Die benutzten Referenzen sind im Literaturverzeichnis aufgeführt. Fragen nach genaueren Quellenangaben können gerne über den Verlag an mich gestellt werden.

Herstellungsbeschreibungen

In diesem Text werden einige chemische und physikalische Herstellungsmethoden der einzelnen Substanzen beschrieben. Besorgte Leser, die mit „Underground"-Drogenliteratur nicht vertraut sind, könnten glauben, es werden hier einfach zu befolgende Rezepte veröffentlicht, die es jedem leicht machen, selbst Drogen zu Hause herzustellen. Obwohl sich vielleicht andere Leser genau dies erhofft haben, ist es nicht der Fall.

Da es weder meine Absicht ist, den Drogenkonsum zu verstärken, noch die Anzahl der Drogenhersteller zu erhöhen, sind keine weiteren Informationen gegeben als die, die auch über das Internet oder in der einschlägigen Literatur leicht erhältlich sind. Manche chemischen Reaktionen habe ich nur auf allgemeine Substanzbeschreibungen beschränkt, da fachlich Interessierte andere Literaturquellen zur Verfügung haben, und „Nichtchemiker" damit gelangweilt wären. Die Herstellungsweisen wurden beschrieben, um über die einzelnen Substanzen einen groben Überblick zu erhalten, welche Komplikationen, Gefahren oder Verwechslungen entstehen können. So können Missverständnisse wie „Amphetamin-beimischungen auf LSD-Blottern" oder „Synthetisches Kokain" vermieden werden (die Substanzträger aus Papier sind für eine wirkungsvolle Amphetamindosis zu klein, und die Mischung hätte keinen Vorteil. Synthetisches Kokain ist nicht im Drogenhandel erhältlich, es ist ein Slangname für Ketamin).

Mit ausreichendem Wissen und Willen ist es möglich, Drogen herzustellen. Der Möchte-gern-Chemiker, der dies beabsichtigt, sollte sich jedoch vergegenwärtigen, dass die meisten Reaktionen ohne ausreichende Kenntnisse und Praxis in Chemie und Laborkunde sowohl explosive als auch brennbare, ätzende und giftige Produkte erzeugen können. Ein unvollständig ausgerüstetes Labor ohne notwendige Sicherheitsvorkehrungen kann nicht nur ein (symbolisches) Massengrab für vergiftete Kunden werden, sondern auch ein Grab für den unwissenden Hobbychemiker selbst.

Wer trotzdem für Tausende von Mark Laborausrüstung und Chemikalien anschaffen möchte, um Drogen herzustellen, sollte die Kapitel 19 und 21 über synthetische Opioide und Angeldust genau lesen. Zudem sollte er sich fragen, ob ihm ähnlich fatale Fehler wie bei der versehentlichen Herstellung von MPTP und PCC nicht unterlaufen könnten und was das für Auswirkungen auf ihn hätte.

Fehlt etwas? Stimmt etwas nicht?

Da es unmöglich ist, durch Studium und Selbsterfahrung „Experte" für jede Substanz zu sein, und da das Wissen über die unterschiedlichen Substanzen sehr kurzlebig ist, bin ich jedem dankbar, der auf sachliche Ungereimtheiten, Fehler oder wichtige Informationslücken im Text hinweisen kann, damit dieses Taschenbuch in künftigen Auflagen immer aktuell bleibt.

Amphetamine

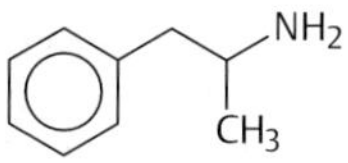

α-Methylphenetylamin
(Amphetamin)

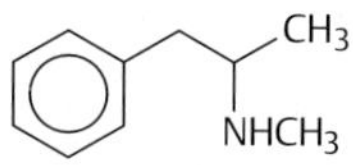

N-Methylamphetamin
(Methylamphetamin)

Anwendungsarten:

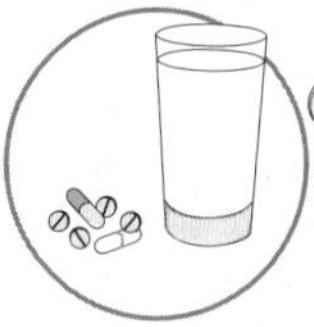

oral

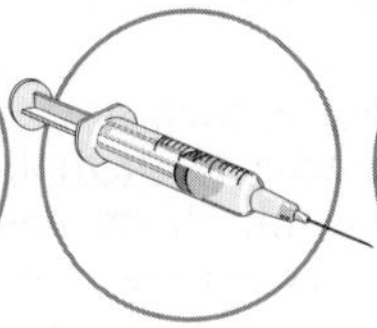

intravenös

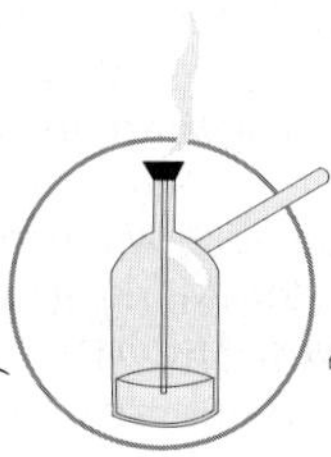

Rauchen

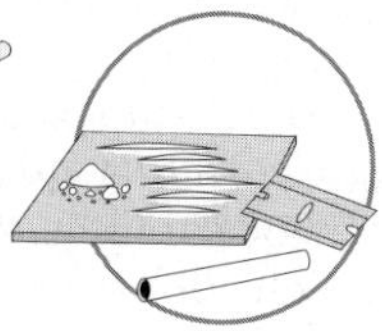

intranasal

Handelsübliche Formen:

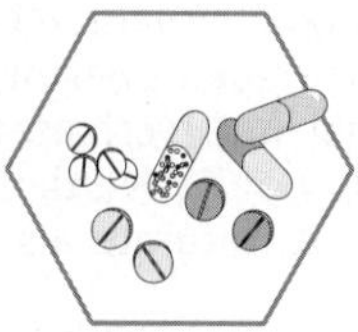

Tabletten, Kapseln

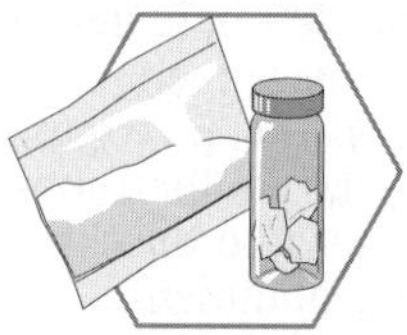

Pulver, Kristalle

Synonyme:

Speed. Pep, Amph

Substanz

Amphetamin, Dextroamphetamin und Methamphetamin werden als „Amphetamine“ bezeichnet. Amphetamin, Phenylisopropylamin oder α-Methylphenylethylamin wurde 1887 von dem Chemiker Edelano erstmals hergestellt, aber erst 1930 als Arzneimittel gegen Schnupfen (*Benzedrine*) auf den Markt gebracht. Bald wurden die stimulierenden Eigenschaften beobachtet und pharmakologisch weiterentwickelt. Dextroamphetamin (*Dexedrine*) wurde als Stimulans für Soldaten und Piloten im Zweiten Weltkrieg hergestellt und in großen Mengen benutzt. Es wird berichtet, dass im Zweiten Weltkrieg allein unter den amerikanischen Soldaten über 200 Millionen Tabletten verteilt wurden. Amphetamine wurden hauptsächlich von den amerikanischen, japanischen und deutschen Armeen benutzt.

Seit ihrer Einführung haben die Amphetamine zu erheblichen Missbrauchsepedemien geführt, insbesondere in den USA, Japan und in Schweden.

Um 1930 wurde auch Methamphetamin unter dem Handelsnamen *Methedrine* auf den Markt gebracht. Methamphetamin war eine Weiterentwicklung von Amphetamin mit länger anhaltender, stimulierender und stärker euphorisierender Wirkung. Zuerst wurde Methamphetamin gegen Leistungsschwäche und Lungenerkrankungen verordnet, bis 1946 hatte dann die pharmazeutische Industrie bereits über 30 Anwendungsbereiche für Methamphetamin gefunden.

Nach dem Zweiten Weltkrieg erlebten Japan und die USA eine regelrechte Amphetaminepidemie, wobei Millionen Benutzer die Substanz zu sich nahmen und die Krankenhäuser immer wieder akute Intoxikationen und Amphetaminpsychosen behandeln mussten. Die Verbreitung dieser Mittel in den 50er und 60er Jahren erzeugte immer mehr Konsumentengruppen – von Hausfrauen über Athleten bis zum LKW-Fahrer –, bis die Erzeugung von Suchtverhalten in größerem Rahmen nicht mehr zu übersehen war. Häufig wurden Amphetamine als Aufputschmittel und anschließend Barbiturate als Schlafmittel in Kombination eingenommen.

Seit 1965 wurden mehrere weltweite Restriktionen für den Verkauf und für die Verordnung von Amphetaminen eingeführt, bis die medizinischen Indikationen fast gänzlich gestrichen wurden. In Deutschland war Methamphetamin bis 1988 unter dem Handelsnamen *Pervitin®* erhältlich. Es bestehen heute keine medizinischen Indikationen mehr. Strukturverwandte Verbindungen werden in begrenztem Umfang weiterhin gegen einige Krankheiten therapeutisch eingesetzt.

Methylphenidat (*Ritalin®*) und Fenetyllin (*Captagon®*) wurden zeitweise als Amphetaminderivate missbraucht. Beide Substanzen unterliegen heute dem Betäubungsmittelgesetz, was eine einfache Rezeptverordnung unmöglich macht. Entsprechend hat sich der Missbrauch verringert.

Obwohl die chemische Struktur dem natürlich vorkommenden Halluzinogen Meskalin sehr ähnlich ist, sind die Wirkungseigenschaften völlig unterschiedlich. Auch zeigen Amphetaminderivate wie MDMA, MDA und MDE chemische Ähnlichkeiten mit Amphetamin, ihre Wirkungen sind jedoch eindeutig anders als die der Amphetamine und der Halluzinogene. Sie werden daher zusammenfassend als Entaktogene beschrieben, um die Sonderstellung zu betonen. Die anfangs benutzte Bezeichnung Amphetaminderivate für Substanzen wie MDMA (Ecstasy) ist daher obsolet. Diese Substanzen werden in einem eigenen Kapitel beschrieben. Als Amphetaminderivate sollten nur solche Substanzen bezeichnet werden, die, bei ähnlichem chemischen Aufbau wie Amphetamin, hauptsächlich eine stimulierende und euphorisierende Wirkung aufweisen.

Kurz nachdem der legale Verkauf von Amphetaminen eingeschränkt wurde, erschien illegal hergestelltes Amphetamin und Methamphetamin auf dem europäischen und amerikanischen Schwarzmarkt. In den 70er Jahren verbreitete sich die intravenöse Injektionsanwendung von Amphetaminen, wodurch vermehrte Meldungen über Amphetaminpsychosen, Unterernährung und Todesfälle bekannt wurden. Japan und die USA erlebten in den 60er bis 70er Jahren eine zweite Amphetaminepidemie. Die legale pharmazeutische Produktion erreichte allein 1970 in den USA eine Menge von über 1 Milliarde Tabletten pro Jahr. Gegen Ende der 70er Jahre bekamen Amphetamine zunehmend einen schlechten Ruf unter den Drogenbenutzern, und Slogans wie, „Speed kills" verbreiteten sich rasch.

Methamphetamin war lange Zeit illegal leicht herzustellen, fand jedoch ab den 70er Jahren als „Crank", „Crystal", „Speed" und „Meth" nur bei einigen Benutzergruppen eine erhöhte Nachfrage (z. B. Motorradgruppen, Cranksters und Mods). Seit sich die Ravesubkultur in den 80er und 90er Jahren entfaltete, hat Methamphetamin erneut an Popularität gewonnen. Neben oral benutzbarem Pulver verbreitet sich seit 1990 auch die rauchbare Methamphetaminbase „Ice". „Ice" stellt fast 100 Prozent reines d-Methamphetamin dar und kann durch Rauchen, auf Grund seiner Reinheit, eine ähnliche Wirkung wie injiziertes Amphetamin erzeugen.

Immer wieder wurde versucht, die illegale Herstellung durch zunehmende Kontrolle der notwendigen Chemikalien einzudämmen. Es treten aber bis dato immer neue Herstellungsmethoden auf, die teilweise erhebliche Qualitätsschwankungen aufweisen. Zudem stiegen die Preise bei konstant erhöhter Nachfrage um das Zehnfache. 1991 stellten 84 Prozent der entdeckten illegalen Laboratorien in den USA Methamphetamin her.

Eine neuere Stimulantienherstellung, die sich zunehmend ausdehnt, ist die von Methcathionin, das aus Ephedrintabletten hergestellt werden kann. Da diese Produktion relativ einfach ist, werden gegenwärtig größere Mengen Methcathionin als Amphetamin verkauft. Die Wirkung ist kaum von Methamphetamin zu unterscheiden, Langzeitbeobachtungen liegen jedoch nicht vor. Methcathionin soll in geringeren Mengen im Körper durch den Genuss der Pflanze *Catha edulis* entstehen. Diese Pflanze wird im Jemen unter der Bezeichnung Khat oder Quat als Stimulans gekaut.

Anwendungsweise

Amphetamine werden meist als Pulver, gelegentlich als Tabletten zum Einnehmen angeboten. Sie werden nahezu vollständig über die Schleimhäute des Verdauungstraktes resorbiert. Eine schnellere und stärkere Applikationsart ist das Sniefen oder Einreiben der Mundschleimhäute, am wirkungsvollsten ist die intravenöse Injektion. Geraucht wird es seltener, da die meisten Substanzen nicht rauchbar sind oder durch die Hitzeentwicklung eine chemische Veränderung durchlaufen. Methamphetamin z. B. muss eine hohe Reinheit haben, um rauchbar zu werden („Ice"). Die Substanzen werden über Leber und Niere ausgeschieden, eine Säuerung des Urins führt zu einer schnelleren Ausscheidung. Entsprechend ist die Wirkung durch Alkalisierung des Urins zu verlängern.

Meist werden Amphetamine tagsüber oder am frühen Abend eingenommen, um die stimulierende Wirkung bei der Arbeit oder auf Parties zu nutzen. Je nach Präparat ist Schlafen innerhalb von 6–18 Stunden nach der Substanzeinnahme nicht möglich. Gelegentlich wird versucht, diesem Unvermögen durch massiven Alkoholkonsum entgegenzuwirken. Andere Benutzergruppen nehmen über eine Woche lang mehrmals täglich Amphetamine ein, was dazu führt, dass sie kaum schlafen oder essen müssen („run"). Anschließend zeigen sie eine körperliche Erschöpfung („crash") und fallen in einen bis zu zwei Tage dauernden Schlaf, um dann einen erneuten „run" zu beginnen. Eine rituelle Einnahmeform hat sich nicht entwickelt, teilweise wird Amphetamin, wie Kokain, von mehreren Personen zusammen gesnieft.

Wirkung

Bei oraler Einnahme treten die Wirkungen nach ca. 30 Minuten auf, beim Sniefen bereits nach einigen Minuten. Der Betroffene fühlt sich gestärkt, kraftvoll und von Sorgen befreit. Erhebliche körperliche und intellektuelle Leistungen sind für einige Stunden möglich. Bei einigen Präparaten (z.B. Amphetamin) ist die aufputschende Wirkung am stärksten ausgeprägt, wobei der Betroffene tendenziell einen unruhigen und gehetzten Eindruck macht und einen ausgeprägten Rededrang zeigt.

Bei Methamphetamin tritt eher eine euphorisierende Wirkung mit dem Gefühl eines geschärften Intellektes und erhöhter Tatkraft ein. Die Wirkung ist der des Kokains ähnlich, jedoch mit langsamerem Wirkungseintritt und einer längeren Gesamtwirkungsdauer. Die Leistungskraft wird tatsächlich unter Methamphetamineinwirkung erhöht, kann jedoch durch geringe Dosierungsänderungen schnell in Fahrigkeit und Beeinträchtigung des Urteilsvermögens umschlagen. Relativ häufig kommt es unter Methamphetamineinfluss zu aggressiven Verhaltensweisen mit Selbst- oder Fremdgefährdungen.

Nach einigen Stunden verringert sich die stimulierende Wirkung und ein Gefühl von Erschöpfung und Müdigkeit tritt ein, wobei typischerweise Schlafen erschwert bis unmöglich ist. In dieser Phase ist die Versuchung groß, entweder mehr Amphetamine zu nehmen oder durch Beruhigungsmittel Schlaf zu erzwingen. Teilweise kommt es zu deutlichen Stimmungsstörungen mit Irritation, Aggressivität und Verstimmtheit.

Der Appetit bleibt mehrere Stunden nach Abklingen der aufputschenden Wirkung vermindert. Das fehlende oder nicht ausreichende Essen trägt zur körperlichen Erschöpfung bei. Bei Gebrauch von größeren Mengen oder bei längerandauerndem Gebrauch tritt häufig eine paranoide Amphetaminpsychose („Speedfilm") auf. Hierbei fühlen sich die Benutzer verfolgt, bedroht oder vergiftet, können optische und akustische Halluzinationen haben und werden meistens wegen ihrer Fehlhandlungen zur stationären Behandlung eingewiesen. Nach einigen Tagen ohne Amphetamine verschwinden diese Symptome meist. Einige Menschen scheinen häufiger Psychosen unter Amphetamingebrauch zu entwickeln, weshalb eine genetische Ursache diskutiert wird.

Amphetamine sollen keine körperliche Abhängigkeit erzeugen. Durch den Drang, der abklingenden Wirkung mit noch mehr Amphetaminen oder anderen Drogen entgegenzuwirken, zeigen viele Konsumenten allerdings Abstinenzreaktionen, die an eine Entgiftungsreaktion erinnern. Die Toleranzwirkung gegenüber Amphetaminen erzeugt eine starke Neigung zur Dosiserhöhung und Weitereinnahme. Anschließend treten unruhige Schläfrigkeit, depressive Verstimmungen, Heißhunger, Panikattacken, Konzentrationsstörungen und körperliche Abgeschlagenheit auf, die den Benutzer stark beeinträchtigen. So kommt es bei vielen Amphetaminbenutzern – wie bei Abhängigen – zu ständigen Beteuerungen, in der Zukunft weniger bzw. kontrolliert Amphetamine einzunehmen. Andererseits gibt es mehrere Benutzer, die jahrelang ohne erkennbare Dosissteigerungen oder Dauerschädigungen gelegentlich Amphetamine benutzen.

Körperliche Wirkung: Am Anfang des Rausches sind die Reflexe verstärkt. Körperliche Kräfte werden mobilisiert und der Gesamtorganismus erhöht seinen Energieumsatz. Es kommt zu einem Wärmegefühl bei trockener Haut, Mundtrockenheit mit ständigem Durst (bei verminderter Alkoholempfindlichkeit) und Bewegungsunruhe. Die meisten Amphetaminderivate erzeugen einen erhöhten Blutdruck sowie Herzrasen und erweitern die Pupillen etwas. Eine weitere Auswirkung ist die Unterdrückung von Hungergefühlen. Benutzer von Amphetaminen müssen bewusst darauf achten, dass sie sich ausreichend ernähren. Gewichtsabnahmen von 10–15 kg in einigen Monaten sind möglich und können eine erhebliche Gesundheitsgefährdung bedeuten.

Bei häufigerem Gebrauch wird die Menstruation bei Frauen gestört und setzt letztendlich ganz aus. Bei Überdosierungen drohen Schlaganfälle durch Bluthochdruckkrisen und zerebrale Krampfanfälle.

Herstellung

Es gibt eine Reihe von Herstellungsmöglichkeiten für Amphetamine. Anfangs konnten illegal hergestellte Amphetamine ungehindert aus Vorstufen wie Phenylaceton und Methylamin produziert werden. Als diese Chemikalien zunehmend von den Behörden beobachtet wurden, entstand für Amateure der Bedarf an Herstellungsmöglichkeiten von Phenylaceton, da diese Substanz als solche nicht zu erhalten war. So wurden später Phenylessigsäure, diverse Benzaldehyde usw. nach und nach in die illegale Produktion einbezogen. Seit Jahrzehnten gibt es immer neue Anweisungen für Herstellungsmöglichkeiten von Amphetaminen, die Präparate benutzen, die noch nicht verdächtig sind. Auch diese Chemikalien werden irgendwann von den Behörden erkannt und beobachtet und der Kreislauf setzt sich fort.

Gegenwärtig ist die Herstellung von Methamphetamin nach wie vor relativ gut durchführbar, verlangt allerdings Chemiekenntnisse und Laborausrüstungen, die für die meisten Benutzer zu umständlich und kraftraubend wären.

Es hat sich deshalb in den letzten Jahren für einfache Undergroundlaboratorien bewährt, Ephedrin aus Heuschnupfenmitteln zu reduzieren, um Methamphetamin herzustellen. Diese OTC-Methoden (**O**ver-**T**he-**C**ounter, d. h. „über den Apotheken-Tresen" erhältliche Substanzen) verbreiten sich zunehmend, da Medikamente leichter und unauffälliger zu bekommen sind als Chemikalien.

Noch einfacher als die Reduktion von Ephedrin zu Methamphetamin ist die Oxidation von Ephedrin, die Methcathionin erzeugt. Da nur leichte Wirkungsunterschiede diese Produkte voneinander trennen, wird die Oxidation gerne von Benutzern ohne Chemiekenntnisse als Herstellungsweg gewählt. Mit ausreichenden Kenntnissen reichen rotes Phosphor, Iodid, Isopropylakohol und einige Heuschnupfentabletten, um dieses Amphetaminderivat herzustellen. Die elektrophoretische Reduktion von Benzylalkoholen ist eine neuere Herstellungsmöglichkeit, die vorgeschlagen worden ist.

Durch die Versuchung, schnell Geld durch Drogenherstellung zu verdienen, werden Amphetamine häufig ohne ausreichende Sorgfalt und Genauigkeit hergestellt, so dass giftige Beiprodukte aus Unwissenheit mitverkauft und eingenommen werden. So entsteht durch die falsche Synthese bei Methcathionin „Gülle“, eine rotbraune Substanz, die noch Phosphor enthält. Ähnlich werden die ansonsten stabilen, schneeweißen Methamphetaminkristalle gelblich-klebrig und schmelzen bei Kontakt mit Luft, wenn der Hersteller unvorsichtig oder unwissend war.

Drogenscreening-Untersuchungen

Amphetamin wird nach enzymatischem Abbau in der Leber als wasserlösliche Säure im Urin ausgeschieden. Die Ausscheidungsmenge ist stark vom pH-Wert im Urin abhängig. Bei basischem Urin kann die Ausscheidung verlangsamt werden, bei saurem, z. B. durch Einnahme von Ascorbinsäure oder sauren Fruchtsäften, beschleunigt. Normalerweise wird ca. 90 Prozent des aufgenommenen Amphetamins innerhalb von 3 bis 4 Tagen ausgeschieden.

Bei zu langer Probelagerung können sowohl falsch negative als auch falsch positive Ergebnisse resultieren, da Fäulnisamine das Vorhandensein von Amphetamin vortäuschen und Probegefäße tatsächlich vorhandenes Amphetamin resorbieren können. Der Süßstoff Cyclamat soll bei einigen Schnelltests zu falsch positiven Befunden geführt haben.

Diese Substanz gehört zu den üblichen Substanzen in Schnelltests und muss meist nicht durch Sonderanforderungen untersucht werden.

Zusätzliches

Durch die Techno- und Rave-Kulturen haben Amphetamine wieder an Interesse gewonnen. Da ein partywilliger Benutzer meist nur einige Tabletten auf gut Glück kauft, und die Verfügbarkeit einer Sorte sehr kurz ist, finden sich die unterschiedlichsten Substanzen als Ecstasy oder

Amphetamin im Schwarzmarkthandel. Es ist zu bemerken, dass Methamphetamin eine eindeutige und nachweisbare Schädigung des dopaminergen und serotonergen Systems erzeugt. Inwiefern die gemeldeten Schädigungen bei Menschen auf methamphetaminhaltige Ecstasy-Tabletten zurückzuführen sind, bleibt noch offen. Es hat sich bereits eine Amphetaminuntergruppe bei den ansonsten Ecstasy-konsumierenden Ravern gebildet (Tweakers).

Ein Gramm Methamphetamin-Straßenverschnitt kostet DM 15,– bis DM 40,–. Üblicherweise werden Amphetaminsulfat oder Methamphetamin in einem Verschnitt verkauft, der nur 6–10 Prozent Amphetamin enthält. Eine Einzeldosis Methamphetamin entspricht 500 mg bei 10 Prozent Verschnitt. Rauchbares Amphetamin beinhaltet ca. 25–35 Prozent Reinsubstanz, ist aber nicht mit dem fast hundertprozentig reinen „Ice" zu verwechseln.

Cannabis

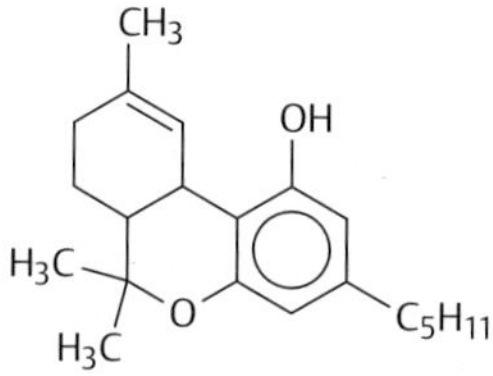

Δ^9-Tetrahydrocannabinol (THC)

Anwendungsarten:

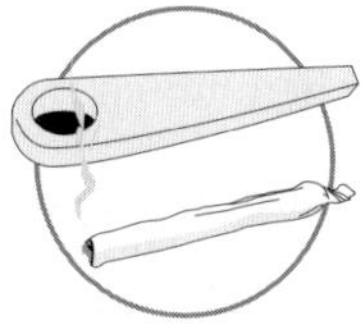

Rauchen

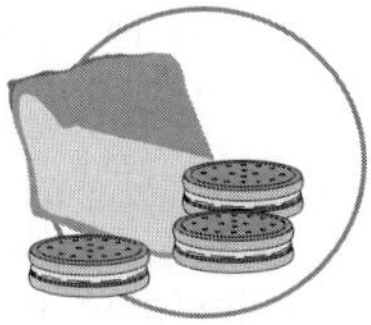

Gebäck

Handelsübliche Formen:

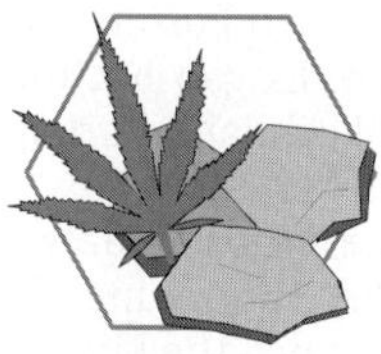

Pflanzenteile

Synonyme:

Dope, Gras, Marihuana, Hanf, Kiff, Joint etc.

Substanz

Die Pflanze *Cannabis indica* oder *Cannabis sativa* wird seit mindestens 7000 v. Chr. von Menschen benutzt bzw. gezüchtet. Es wird vermutet, dass die Pflanze aus Zentralasien stammt. Sie bildet in allen Teilen, außer in den Wurzeln und Samen, ein Harz, dessen chemische Zusammensetzung über 30 unterschiedliche Cannabinoide enthält. Die psychoaktive Wirkung wird hauptsächlich von Δ^9-Tetrahydrocannabinol (THC) erzeugt.

Cannabis war sowohl bei den Chinesen als auch den Skythen und Arabern jahrtausendelang als Heilpflanze geschätzt. Erst um 1850 wurden in Europa nähere Untersuchungen vorgenommen, um die Wirkstoffe der Pflanze zu analysieren. Durch die damals vorherrschende Faszination vom Orient und abenteuerlichen Reisen verbreitete sich gleichzeitig der Gebrauch von Haschisch als Genussmittel. Die bevorzugte Konsumart in Europa war die orale Einnahme. Mehrere namhafte Autoren bildeten um 1860 den berühmten „Le Club des Haschischins".

Die weltweite Verbreitung der Pflanze um diese Zeit basierte nicht auf der psychischen Wirkung sondern der praktischen Nutzung der Hanffasern für Textilien und Schiffstampen. Beispielsweise wurden 1762 amerikanische Bauern *bestraft*, wenn sie Cannabis *nicht* angebaut hatten. Der Stoff der ersten Fahne der Vereinigten Staaten Amerikas war aus Hanf hergestellt.

Erst später, um 1910 bis 1930, breitete sich in Amerika das Rauchen von Cannabis aus, nunmehr eher in Form von Marihuana. Diese Konsumart hatte ihre kulturellen Wurzeln bei den Mexikanern und der schwarzen Bevölkerung und verbreitete sich u. a. durch die Jazzmusik. 1930 trat Harry Anslinger seinen Posten als Koordinator für die amerikanische Drogenbehörde an. Es gab nachträglich viele Spekulationen, warum Anslinger gerade Marihuana in den folgenden Jahren als „den amerikanischen Staatsfeind Nummer Eins" ansah. De facto begann in Amerika eine umfangreiche Propaganda gegen Cannabis. In Flugblättern, Filmen und offiziellen Aufklärungsheften wurden Slogans wie: „Murder! Insanity! Death!" und „the killer drug, assassin of the youth" benutzt, um zu verdeutlichen, dass die amerikanische Gesellschaft gerade durch diese Droge erheblich gefährdet sei.

1937 wurde Cannabis in Amerika per Gesetz zum Narkotikum erklärt. Der Besitz von kleinsten Mengen Cannabis wurde mit bis zu vierzig Jahren Freiheitsentzug bestraft. 1961 trat Anslinger vor der amerikanischen Delegation der U.N. auf und brachte 60 Nationen dazu, auf ähnliche Art den Cannabisbesitz zu illegalisieren.

Trotz aller Bemühungen blieb in jedem Land eine Subkultur um den Cannabiskonsum bestehen, die seit den 60er Jahren in ihren kulturellen Auswirkungen immer weiter zugenommen hat. Erst kürzlich gab z. B. der amerikanische Präsident Bill Clinton zur Kenntnis, dass auch er Marihuana geraucht habe, er habe aber *„den Rauch nie richtig inhaliert"*.

Hier in Deutschland hat 1991/92 die Cannabisdebatte erneut in den Massenmedien Schlagzeilen gemacht, als der vorsitzende Richter am Lübecker Landgericht, Neskovic, die vorhandenen Cannabisgesetze kritisierte. Seitdem unterliegen die juristisch als „nicht geringe Mengen" angesehenen Quantitäten Cannabis in jedem Bundesland der BRD erheblichen Schwankungen. Der Begriff „nicht geringe Menge" entscheidet juristisch, mit welcher Härte bestraft wird und schwankt zwischen weniger als einem Gramm in Bayern bis zu 30 Gramm in Schleswig-Holstein. Entgegen der vielerorts verbreiteten Meinung ist der Besitz von geringen Mengen Cannabis in Deutschland jedoch *nicht legalisiert* worden.

Die Handhabung von Cannabis in Europa ist sehr unterschiedlich und reicht von prohibitiv, wie z. B. in Skandinavien oder Großbritannien, über zurückhaltend, wie z. B. in der BRD, bis hin zu liberal und toleriert in geringeren Mengen, wie z. B. in Holland. Es ist zu erwarten, dass sich die juristischen Aspekte in Europa in den kommenden Jahren ändern werden. Ob dies jedoch eine Auswirkung auf den bereits sehr verbreiteten Gebrauch haben wird, muss abgewartet werden.

Gegenwärtig ist in Europa und den USA ein orales synthetisches THC-Präparat zur Behandlung von Anorexie (Magersucht) und Emesis (Erbrechen) bei Krebskranken zugelassen (Marinol®, Dronabinol®). Weitere Behandlungsmöglichkeiten sind das Glaukom, Multiple Sklerose sowie cerebrale Paresen.

Anwendungsweise

Cannabis wird fast ausschließlich geraucht oder seltener als Gebäck gegessen. Hauptsächlich befindet sich der gepresste Harz, Hasch(-isch), im Handel. Seltener werden die getrockneten Blüten und Pflanzenspitzen, Marihuana, verkauft (Farbtafel II, Abb. 4) und nur vereinzelt wird konzentriertes Cannabisöl gehandelt.

Hasch wird meistens nach dem Herkunftsland und der Qualität bezeichnet (Schwarzer Afghane, Maroc Zero-Zero, Grüner Türke, Roter Libanese usw.). Manchmal wird durch Fantasienamen und Anekdoten verdorbenes, bzw. schlechtes Hasch verkaufstechnisch attraktiver gemacht. So umgab verschimmeltes Hasch lange Zeit das Gerücht, besonders stark zu sein („Schimmelafghane", „weißes Tempelhash").

Marihuana wird von den Großherstellern wie Tabak fermentiert und erhält so eine goldbraune Farbe und einen milderen Geschmack.

Privat gezüchtetes Marihuana wird meistens unfermentiert verkauft, bleibt also grün („Gras").

Durch Inhalation wird ein rascher Rauschzustand erreicht, dessen Dauer und Stärke durch die Benutzungsart gesteuert werden können. Als Halluzinogen entfaltet sich die Wirkung jedoch jedes Mal anders, abhängig von Umgebungseinflüssen, der momentanen subjektiven Verfassung und der unterschiedlichen THC-Konzentrationen der Marihuana- oder Haschsorte.

Die zum Rauchen benötigten Instrumente und Hilfsmittel werden in erheblicher Vielfalt verbreitet, wie z. B.: „Bongs" (Bambusrohrpfeifen), „Chillums" (indische Rohrpfeifen), Wasserpfeifen etc.

Als fettlösliche Substanz kann Cannabis in Backfett zubereitet oral aufgenommen werden (sogenannte „spacecakes"). Hierfür sind größere Mengen notwendig, jedoch wird meist ein stärkeres und verzerrteres Rauscherleben erzeugt. Der Übergang in eine ausgeprägte Intoxikation ist – durch die Schwierigkeit, die Dosierung zu steuern – relativ häufig.

Wirkung

Die psychoaktiv wirksame THC-Dosis liegt bei 15–20 mg. Theoretisch liegt die tödliche orale Dosis 6000fach höher, es sind jedoch bisher keine eindeutigen Todesfälle bei Menschen durch Cannabis bekannt geworden. THC ist ein relativ mildes Halluzinogen. Die Wirkung ist eher durch euphorische Stimmungsänderungen und leichte Wahrnehmungsveränderungen als durch Ich-Störungen, Halluzinationen und formale Denkstörungen geprägt.

Am Anfang des Rausches wird meist ein ausgeprägtes Wohlbefinden und körperliche Entspannung mit gesteigerter Sensualität empfunden. Gelegentlich wird ein starkes Glücksgefühl, seltener Verstimmtheit, wahrgenommen. Die bildliche Vorstellungskraft wird verstärkt, ebenfalls die räumliche Aufspaltung der Schallquellen. Viele berichten über eine bessere Einfühlsamkeit in Musik und Musiktexte, verbunden mit dem Hören von subtileren Klangwechseln.

Das Zeiterleben wird verändert, wobei meist eine Zeitverlangsamung wahrgenommen wird. Insbesondere Sensualität, Erotik und der Geschmacksinn sollen neue Qualitäten zeigen. Dabei ist das logische Denken beeinträchtigt, so dass der Beginn einer Unterhaltung vergessen werden kann, auch fallen konzentriertes Lesen und übliche Gesellschaftsspiele schwer.

Die verminderte Kontrollbedürftigkeit wird meist als angenehm und lustvoll empfunden, kann aber auch als beängstigend erlebt werden.

Der Cannabisrausch tritt fast sofort nach dem Rauchen von Marihuana oder Hasch ein, erreicht innerhalb einer halben Stunde den Höhepunkt und dauert ca. drei Stunden. Oral aufgenommenes Cannabis braucht eine halbe bis eine Stunde bis zum Wirkungseintritt, verläuft wellenartig und dauert ca. 6–8 Stunden.

Wahnhafte Störungen sind selten, können aber in einigen Fällen einige Tage anhalten. Wie bei allen Halluzinogenen können bei manchen Personen drogeninduzierte Psychosen ausgelöst werden.

Ob sich bei langjährigem Gebrauch, insbesondere bei jungen Benutzern, ein „cannabisinduziertes Amotivations-Syndrom“ entwickeln kann, ist gegenwärtig noch fraglich und schwer belegbar. Es bedeutet, dass der Benutzer in seiner Persönlichkeitsentfaltung behindert wird und sein Interesse an Hobbys, beruflichen Verpflichtungen und alltäglichen Aufgaben verliert. Der Antrieb, etwas zu unternehmen, wird vermindert und die Fähigkeit, spontan und schnell Entscheidungen zu treffen, fällt schwer. Manche Untersuchungen weisen darauf hin, dass Störungen eher vom Alter des Erstkonsums abhängig sind, andere Untersuchungen verwerfen ähnliche Störungen als psychodynamisch und nicht substanzbezogen.

An **körperlichen Wirkungen** fällt insbesondere die Augenrötung auf. Zudem können Tachykardie (Herzrasen), Mundtrockenheit, Übelkeit, Bewegungsunruhe und gesteigerte Hungergefühle auftreten. Meist erfolgt eine angenehme Müdigkeit mit schlafanstoßender Wirkung, manche werden jedoch eher unruhig und rastlos.

Bei hoher Dosierung kommt es leichter zu unangenehmen und überwältigenden Rauscherlebnissen. Die Wirkung ähnelt dann den klassischen Halluzinogenen wie LSD und Psilocybin, jedoch mit beeinträchtigenden körperlichen Missempfindungen. Mitunter kann es zur Entwicklung einer cannabisinduzierten wahnhaften Störung mit ausgeprägter Angst kommen, zu Verfolgungswahn und dem Gefühl, sich selbst als unwirklich und körperlich verändert zu erleben.

Herstellung

Obwohl sich THC synthetisch herstellen läßt, ist die natürliche Gewinnung so einfach, dass sich eine chemische Herstellung kaum lohnt. Aus den reifen, getrockneten Pflanzen wird das Harz aus den weiblichen Blüten gewonnen und zu **Haschisch** (Hasch) gepresst. Weitere Zusatzstoffe sind nicht nötig und kommen selten vor (z. B. Pflanzenmaterial mit weniger Harz zum „Strecken“ und Lecithin, um ein fettigeres Aussehen zu erzeugen). Die getrockneten oder fermentierten Pflanzenspitzen und Blüten werden als **Marihuana** verkauft. Sinsemillia ist hierbei die Bezeichnung von samenlosen Cannabisblüten, die besonders wertvoll sind.

Da es sowohl aus Haltbarkeitsgründen als auch zum Schmuggeln einfacher ist, Hasch zu vertreiben, ist diese Cannabiszubereitung am weitesten verbreitet. Neuerdings wird durch speziell gezüchtete Pflanzensorten und die zunehmende Verbreitung von Speziallampen und Düngemitteln recht viel Cannabis in Amerika und Europa privat gezüchtet. Damit steigt auch der Anteil an Marihuana am Schwarzmarkt, weil die Haschherstellung für Privatpersonen zu umständlich ist.

Im verkauften Marihuana sind fast immer fruchtbare Cannabissamen zu finden. Da die Pflanze sehr robust ist, keimen meist 75 Prozent der Samen, wenn sie nicht zu alt sind. Hierfür müssen sie nur in feuchte, sandige Erde gesetzt werden und reichlich Licht bekommen. Da die Endqualität durch die Erbmasse der Samen beeinflusst wird, haben manche Firmen sich darauf spezialisiert, Cannabiszüchtungen zu führen, die besonders potente Pflanzen erzeugen sollen. So schwanken Verkaufspreise von 5–10 Cannabissamen zwischen DM 10,– und DM 400,-, je nach Anbieter und Sorte. Der Handel mit Samen ist in den meisten Ländern legal und erfolgt in großem Umfang auch per Postversand. In Deutschland ist der Handel mit der Absicht Cannabispflanzen ohne Erlaubnis zu züchten, seit Februar 1998 verboten.

Nach dem Keimen benötigen Cannabispflanzen sehr viel Licht. Sie werden daher meist in beleuchteten Räumen gezüchtet, da in unseren Breitengraden die Lichtverhältnisse für die besseren Cannabissorten nicht ausreichen. In Innenräumen können Cannabisplantagen mit Leuchtröhren oder Speziallampen die notwendigen 18 Stunden Licht pro Tag bekommen. Dadurch können Cannabiszüchter auch selbst entscheiden, wann die Pflanzen blühen sollen, da die Blütezeit von der Lichtdauer abhängig ist.

Je nach Cannabissorte brauchen die Pflanzen 4–9 Monate, bis sie erntereif sind. Gute Cannabispflanzen erzeugen, wenn sie innen gezüchtet worden sind, ca. 100–250 g Marihuana, im Freien kann bei günstigen Bedingungen über 1 kg Marihuana pro Pflanze geerntet werden. Da Cannabispflanzen draußen jedoch leicht 2 bis 3 Meter hoch werden, ist es schwieriger, eine illegale Plantage zu verbergen.

Bei der Ernte werden die weiblichen Blüten entfernt und schonend getrocknet. Die gröberen Blätter werden meist verworfen, obwohl sie auch psychoaktive Substanzen enthalten. Manche Züchter lösen das Cannabisöl mit organischen Lösungsmitteln aus den groben Blättern heraus, andere kochen die Blätter in einer Butter-Wasser-Lösung, um die fettlöslichen Cannabinoide zu gewinnen.

Drogenscreening-Untersuchungen

Cannabis wird in der Leber oxidativ abgebaut. Der größere Teil der Abbaustoffe wird im Stuhl ausgeschieden. Da Cannabis sich im Fettgewebe ablagert, kann es lange Zeit nachgewiesen werden. Mit CG/MS ist der Nachweis eines einmaligen Cannabiskonsums bis zu 12 Tagen nachweisbar. Nach höherem (oralem) oder regelmäßigem Gebrauch kann Cannabis bis zu 4 Wochen nachweisbar sein.

Zu bedenken ist die Tatsache, dass ein rascher Abbau von Fettgewebe (Sportleistungen, Krankheit) bei ehemaligen Cannabiskonsumenten während der Abstinenz einen falsch positiven Befund ergeben kann.

Durch die Menge an Faktoren, die dazu beitragen, die Halbwertzeit von Cannabis zu beeinflussen, ist es fast unmöglich, genau zu berechnen, wieviel Cannabis in einer einzelnen Person zu einer gegebenen Zeit vorhanden ist.

Durch Haaranalysen lassen sich Cannabismetaboliten bei langem Haar sogar über Monate und Jahre nachweisen. Hierfür muss ein bleistiftlanges Haarbüschel fixiert werden (damit die Haare sich nicht untereinander verschieben) und dann abgeschnitten werden. Je kürzer die Haare, desto kürzer die rückwirkende Nachweismöglichkeit.

Cannabis gehört zu den „Standard-Substanzen", die in den meisten Schnelltests vorhanden sind.

Es gibt Bemühungen, Blutkonzentrationen von Cannabis in strafrechtlichen Verhandlungen als Hinweis auf die Beeinträchtigung der Fahrtauglichkeit festzuhalten, ähnlich wie bei Alkohol. Problematisch ist allerdings die Tatsache, dass die Cannabiskonzentration im Blut zweigipflig ist. Direkt nach dem Rauchen sind hohe Blutkonzentrationen nachweisbar, der Konsument erlebt allerdings noch keinen starken Rausch. Während der stärksten Rauschwirkung ist die Blutkonzentration relativ niedrig und erst nachdem die Hauptwirkung abgeklungen ist, wird Cannabis wieder aus dem Fettgewebe freigesetzt, so dass erneut sehr hohe Werte im Blut entstehen.

Zusätzliches

Seit der Prohibition von Cannabis in den 30er und 40er Jahren ist eine zunehmende Sub-Kultur (illegaler) Cannabiskonsumenten entstanden. Durch kontroverse Legalisierungsdiskussionen werden gegenwärtig Vor- und Nachteile des Cannabiskonsums ausgiebig diskutiert.

Cannabis ist mit Abstand die am meisten verbreitete illegale Droge und wird ausgiebig in kleineren Mengen in allen sozialen Schichten angeboten und verkauft. Laut einigen Schätzungen haben 25

Prozent aller 18-Jährigen in Deutschland mindestens ein Mal in ihrem Leben Cannabis konsumiert.

1 Gramm Hasch kostet, je nach Gesamtabnahmemenge und Qualität, zwischen DM 8,- und DM 25.-. Die Preise für Marihuana liegen etwas niedriger. Eine durchschnittliche Einzeldosis Hasch beträgt etwa. $^{1}/_{4}$ bis $^{1}/_{2}$ Gramm.

2C-B

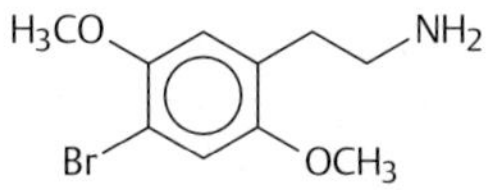

4-Bromo-2,5-Dimethoxyphenetylamin (2C-B)

Anwendungsarten:

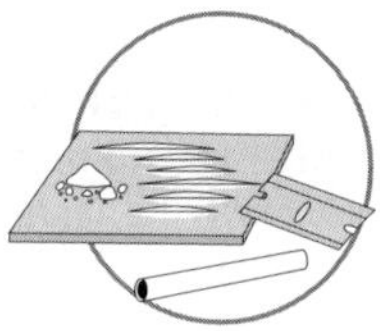

intranasal

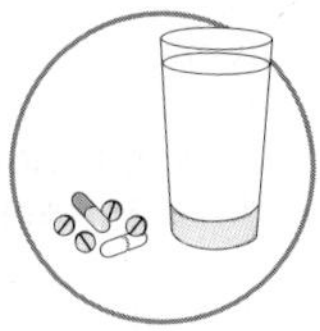

oral

Handelsübliche Formen:

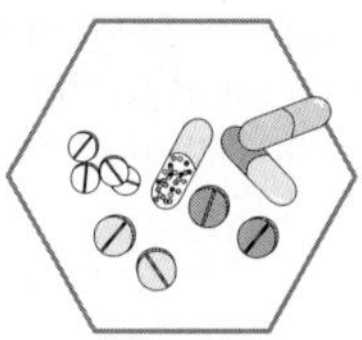

Tabletten, Kapseln

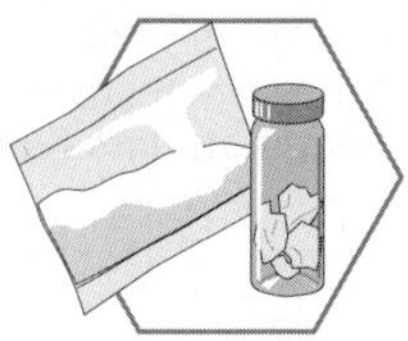

Pulver, Kristalle

Synonyme:

Venus, Nexus, Bromo, Spectrum Erox, Brom-Meskalin

Substanz

2C-B wurde in den 70er Jahren von dem amerikanischen Chemiker Dr. Alexander Shulgin synthetisiert. Die Substanz war bis Anfang der 90er Jahre legal und in therapeutisch-psychologischen Kreisen weit verbreitet. Geschätzt wurde vor allem die Tatsache, dass die klassischen Eigenschaften eines Halluzinogens vorhanden waren, das formale Denken aber weit intakter blieb als z. B. unter dem Einfluss von LSD oder Psilocybin. Es wird angegeben, dass die Substanz von ihrer Wirkung her zwischen den Halluzinogenen und den Entaktogenen steht.

Lange Zeit wurden 5 mg Tabletten 2C-B in Deutschland unter dem Namen *Nexus* von der Firma „Drittewelle" in Leipzig als Aphrodisiakum und Mittel gegen Impotenz verkauft. Als die psychischen Wirkungen bei höheren Dosierungen bekannt wurden, verbreitete sich 2C-B als Rekreationsdroge. 2C-B wurde 1993 in Deutschland in das Betäubungsmittelgesetz aufgenommen.

Gelegentlich wird MDMA mit 2C-B kombiniert eingenommen, um die fehlende visuelle Komponente von MDMA zu kompensieren. Es wird berichtet, dass eine Verlängerung des MDMA-Rausches durch eine spätere Gabe von 2C-B möglich ist. Durch die sensuell-körperliche Betonung des 2C-B-Einflusses erhielt die Substanz den Ruf eines zuverlässigen Aphrodisiakums.

Heute wird 2C-B illegal unter den verschiedensten Namen verkauft: Venus, Nexus, Bromo, Zenith, Spectrum, Erox, Brom-Meskalin etc. Der Rausch kann dosisabhängig von einer lustvollen Sinnesreizsteigerung bis hin zu einer erschreckend intensiven, halluzinatorischen Dimension variieren. Holland führte 2C-B Mitte 1997 in ihrer Opiumliste auf, nachdem die Substanz lange Zeit in den holländischen smartshops erhältlich war. In einigen Ländern, wie z. B. Belgien und Spanien, soll 2C-B nicht illegal sein, es ist jedoch auch nicht für den Handel freigegeben. Das bedeutet, dass lediglich der Konsum und der Besitz legal sind.

Anwendungsweise

2C-B wird meist als Tablette oder Kapsel oral eingenommen. In Pulverform kann die Substanz intranasal gesnieft werden, hierbei treten allerdings sehr starke Schmerzen auf („als ob man glühende Messer in das Gesicht eingeführt hätte"). Beim Sniefen wirkt die Substanz 2–3 Mal stärker, die Wirkung tritt auch bereits nach einigen Minuten ein. 2C-B ist, im Gegensatz zu vielen anderen Drogen, nicht schmerzdämpfend und löst sich schlecht in Wasser. Beim Sniefen kleben Pulverreste an den Schleimhäuten und erzeugen eine sehr starke Irritation, die ungefähr eine halbe Stunde anhält und die oben genannten Beschwerden erzeugt. Oral eingenommen tritt dieser Nebeneffekt nicht auf, und die Wirkung stellt sich langsamer ein, was von vielen Benutzern als angenehmer empfunden wird.

Wirkung

2C-B ist von der Wirkung her beschrieben worden als „irgendwo zwischen LSD und Ecstasy". Obwohl 2C-B mehr körperorientierte Auswirkungen als LSD hat und mehr halluzinogen als Ecstasy wirkt, ist der Effekt anders als die Mischeinnahme von LSD und Ecstasy („candyflipping"). Eindeutige psychische Wirkungen werden ab 10 mg erlebt. Das volle Erlebnisspektrum tritt bei Dosierungen um 12–24 mg auf. Die Wirkung beginnt bei einer oralen Einnahme nach 15 bis 30 Minuten und dauert dosisabhängig ca. 2–6 Stunden an. Die Wirkung klingt ohne nennenswerte Übergangsphasen rasch ab. Der Rausch tritt ebenfalls sehr zügig ein und entfaltet sein Wirkungsmaximum schneller als die meisten anderen Halluzinogene.

Die folgenden Dosierungsangaben unterliegen starken individuellen Schwankungen. Bei 10 mg tritt eine meist angenehme Verstärkung aller Sinnesreize auf. Auch leichte Farbverzerrungen können in Erscheinung treten. Euphorie und Zufriedenheit mit der gegenwärtigen Lebenssituation sind ein typisches Wirkungsmerkmal. Zudem wird über eine gesteigerte sexuelle Erregbarkeit und innere Wärme berichtet. Die Körpersprache der anderen Menschen wird besser verstanden als die verbale Sprache. Es treten jedoch nicht dieselben, allumfassenden Liebesgefühle gegenüber anderen auf wie unter Ecstasy.

Ab 20 mg sind visuelle Phänomene häufiger. Kurz nach der Einnahme kann der Konsument elementare Pseudohalluzinationen, sich bewegende Muster, helle Punkte und schnell bewegliche kaleidoskopische Formen erleben. Die visuellen Pseudo-Halluzinationen werden intensiver erlebt als bei LSD und verstärken sich bei geschlossenen Augen. Das formale Denken zeigt jedoch nicht die für LSD typischen Veränderungen (magisches Denken, Gedankenwiederholungen), weshalb 2C-B von den meisten als ein angenehmeres Halluzinogen angesehen wird. Häufig wird gegen Ende des Rausches über tiefgreifende Einsichten und Selbsterfahrungen berichtet.

Unter dieser Dosierung kann das mangelnde Alltagswissen zu Schwierigkeiten führen. So kann z. B. eine intoxierte Person in einer Bar verstehen, dass er die Frau hinter dem Tresen ansprechen muss, um einen Orangensaft bestellen zu können, er versteht jedoch nicht, wieso das Papiergeld genauso viel wert ist wie das Getränk.

In Dosierungen über 30 mg verwandeln und verändern sich die Halluzinationen schneller, die Intensität nimmt zu und die Fähigkeit, zwischen Halluzinationen und reellen Gegenständen zu unterscheiden, nimmt ab. Das formale Denken bleibt jedoch lange Zeit relativ intakt, so dass die Erinnerung an das Erlebte gut erhalten bleibt. Bei hohen Dosierungen treten eher Angst- und Panikreaktionen auf.

Versehentliche Überdosierungen mit 60–100 mg sind ohne bleibende Schäden überlebt worden. Die Erlebnisse wurden jedoch allesamt als ausgeprägt angsterfüllend und erschreckend geschildert. Die Benutzer waren überzeugt, dass sie sterben würden, konnten jedoch aufgrund der Beeinträchtigung der halluzinatorischen Erlebnisse keine Hilfe holen.

Körperliche Wirkung: Am häufigsten wird die sensuelle Steigerung erfahren. Durch die fehlende Beeinträchtigung der Sexualfunktionen wird deshalb die Droge als „Liebesdroge" oder Aphrodisiakum eingenommen. Wie bei den meisten Halluzinogenen tritt eine Pupillenerweiterung und Sehschärfenminderung ein. Körperliche Störungen werden durch die erhöhte Sensibilität stärker wahrgenommen, insbesondere gastrointestinale Krämpfe, Verspannungen oder Blähungen. Manche beschweren sich über Übelkeit, Schüttelfrost und innere Kälte. Der Appetit bleibt im Gegensatz zu vielen anderen Substanzen unverändert.

Herstellung

Die übliche synthetische Herstellung durch 2,5-Dimethoxybenzaldehyd, Brom, Lithiumaluminiumhydrid, Nitromethan und Ammoniumacetat ist für Personen mit grundlegenden organischen Chemiekenntnissen nicht schwer. Mehrere notwendige Chemikalien sind jedoch für Privatpersonen nur begrenzt erhältlich. Eine organische Quelle ist unbekannt, obwohl fälschlicherweise angegeben wird, dass in der Khat-Pflanze dieses Phenethylamin enthalten sein soll. Reines 2C-B hat die Form von weißen, feinen Kristallnadeln.

Drogenscreening-Untersuchungen

Zu dieser Substanz sind keine Angaben für Schnelltests bekannt. 2C-B kann auf Sonderanforderung gut durch GC/MS nachgewiesen werden und dürfte als Phenetylamin einige Tage nachweisbar sein.

Zusätzliches

Als psycho-therapeutisch wertvoll erschien in der Zeit, als die Substanz legal war, die Tatsache, dass die Introspektionsfähigkeit gut erhalten bleibt. Es soll ein Zustand erreicht werden, in dem eine differenzierte Selbstanalyse mit allen Vor- und Nachteilen der Persönlichkeit möglich ist. Die emotionale Reaktion auf andere wird ebenfalls als „ehrlicher" als unter dem Einfluss von MDMA beschrieben. Übermäßig euphorische emotionale Bindungen zu anderen sollen nicht in größerem Ausmaß vorkommen.

Als illegale Droge wird die Substanz entweder eingenommen, um Selbsterfahrungen zu machen, oder sie dient als „Partydroge" in einigen Clubs und Bars. 2C-B ist weniger verbreitet als z. B. Ecstasy.

Eine Einzeldosis 2C-B kostet ca. DM 20,- bis DM 30,-.

2C-T-2, 2C-T-7

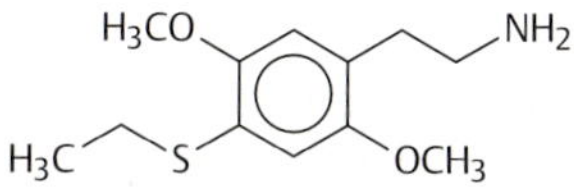

2,5-Dimethoxy-4-Ethylthiophen-etylamin (2C-T-2)

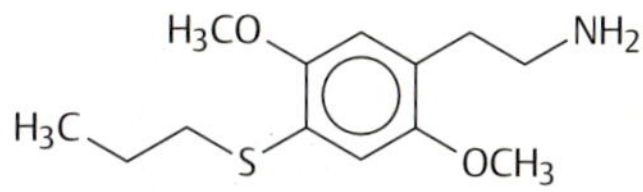

2,5-Dimethoxy-4-(n)-Propylthiophen-etylamin (2C-T-7)

Anwendungsarten:

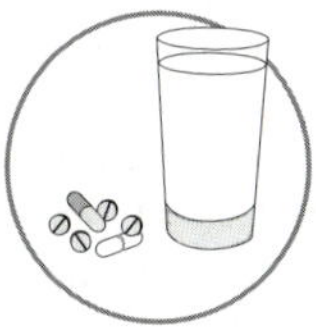

oral

Handelsübliche Formen:

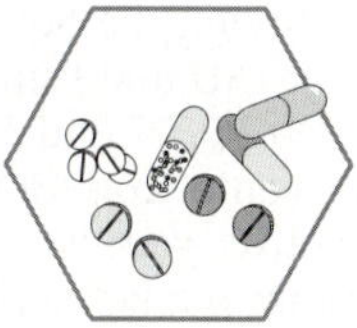

Tabletten, Kapseln

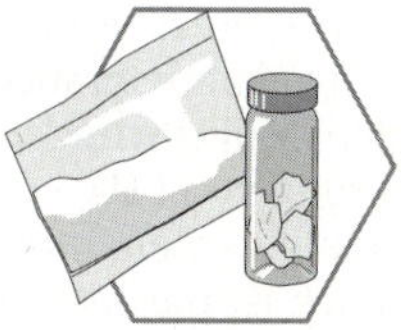

Pulver, Kristalle

Synonyme:

keine

Substanz

2C-T-7 und 2C-T-2 sind zwei weitere psychoaktive Phenetylamine, die von dem amerikanischen Chemiker Dr. Alexander Shulgin synthetisiert wurden. Sie gehören zu den schwefelsubstituierten Phenetylaminen, die hergestellt und in kleineren Kreisen von Freunden untersucht wurden. In den USA hat die Substanz 2C-T-7 eine gewisse Verbreitung gefunden, sie unterliegt dort jedoch aufgrund der chemischen Ähnlichkeit mit DOM und 2C-B dem Betäubungsmittelgesetz (Chemical Analogy Act). Zuvor wurden 2C-T-7 und 2C-T-2 auch therapeutisch als Halluzinogen bei manchen Therapeuten eingesetzt. Myron Stolaroff ist bislang der einzige Therapeut, der offiziell über die therapeutische Nutzung dieser Substanzen berichtet hat. Für ihn stellten sie wertvolle psychotherapeutische Hilfsmittel dar. Eine gewisse Einschränkung der therapeutischen Nutzbarkeit bedeutete allerdings die lange Wirkungsdauer.

Nachdem 2C-B 1997 in Holland verboten wurde (siehe Kapitel 3, 2C-B) und die smart-shops diese bereits recht populäre Substanz nicht mehr verkaufen durften, begannen statt dessen professionelle Herstellung und Verkauf von 2C-T-7- und (etwas später) 2C-T-2-Tabletten. Beim Verkauf wird meistens darauf hingewiesen, dass es sich um potente halluzinogene Substanzen handelt. Einige Händler sind jedoch nicht sonderlich informiert und geben den Kunden nur einen Textzettel mit, auf dem zu lesen ist, dass eine Tablette einen ecstasyähnlichen Rausch hervorruft und zwei Tabletten eher einen psychedelischen Rausch erzeugen.

2C-T-7 und 2C-T-2 haben langanhaltende, stimulierende bis aufputschende halluzinatorische Wirkungen, die von manchen Benutzern als unangenehm empfunden werden. Einige Benutzer probieren diese Substanzen nur einmal. Andere wiederum finden die Substanzen für längere Rauschzustände brauchbar, da die für LSD und Psilocybin typischen formalen Denkstörungen ausbleiben. Ob 2C-T-7 und 2C-T-2 durch die Illegalisierung von LSD, Ecstasy und 2C-B eine größere Verbreitung in Europa finden werden, muss noch abgewartet werden.

Bedenklich ist die Tatsache, dass es praktisch keine pharmakologischen oder toxikologischen Untersuchungen zu diesen Substanzen gibt. Weder die Wirkung auf den Körper noch eventuelle Langzeit-Nebenwirkungen beim Menschen wurden systematisch untersucht.

Anwendungsweise

2C-T-2 und 2C-T-7 werden meist als Tabletten, seltener als Pulver oral eingenommen. Sniefen, Rauchen oder Injektionen sind nicht bekannt.

Wirkung

2C-T-7 und 2C-T-2 haben beide recht ähnliche Wirkungscharakteristika. Beide Substanzen erzeugen für etwa 2–3 Stunden eine Verstärkung und lustvolle Verzerrung der Sinnesempfindungen, verbunden mit einer leichten Euphorie. Die Hauptwirkung mit den eigentlichen halluzinogenen Effekten, insbesondere kaleidoskopischen und fraktalmusterähnlichen Farbformen, tritt anschließend ein und bleibt recht konstant für etwa 3–5 Stunden bestehen. Während dieser Zeit sind das formale Denken und die Sprachfähigkeit zwar beeinträchtigt, jedoch nicht in dem selben Maße wie unter einer entsprechenden wirkungsäquivalenten LSD-Dosierung. In diesem Zustand können wiederholt dynamische psychologische Prozesse auftreten, die von einigen Benutzern, die nur eine „Partydrogenwirkung" suchten, als angstvoll und erschreckend erlebt wurden.

Die etwa 3–5 Stunden lange, abklingende Phase ist meistens eher unangenehm und erzeugt häufig körperliche Missempfindungen wie Muskelzuckungen, Gelenkschmerzen und eine innere Getriebenheit, die einen anschließenden Schlaf erschwert. Viele Benutzer greifen daher zu sedierenden Substanzen wie Alkohol oder Cannabis, um sich wieder entspannen zu können. Die aufputschenden und antreibenden Wirkungen sollen bei 2C-T-2 häufiger vorkommen. Zudem wird 2C-T-2 nachgesagt, dass es weniger euphorisierend wirkt als 2C-T-7. Dies mag erklären, warum 2C-T-7 bei Rekreationsbenutzern etwas populärer ist, aber in therapeutischen Situationen eher als nachteilig angesehen wird. Insgesamt kann der Rausch unter diesen Substanzen 8–13 Stunden andauern. 2C-T-7 wirkt insgesamt länger als 2C-T-2.

Die Dosis für 2C-T-7 und 2C-T-2 wird mit 8–16 mg angegeben, um eine volle Wirkung zu erzeugen. Berichte über Einnahmen von über 25 mg sind eher negativ, mit Erlebnissen von übermäßig starken halluzinatorischen und sensorischen Empfindungen sowie amphetaminähnlichen, quälenden, körperlichen Nebenwirkungen.

Körperliche Wirkung: Pupillenerweiterung, erhöhte sensorische Empfindsamkeit, insbesondere gegenüber Berührung. Gelegentlich starke körperliche Missempfindungen wie motorische Unruhe, Hitze- und Kältewallungen. Zähneknirschen und Kieferkrampf (Bruxismus), insbesondere direkt nach Abklingen der Hauptwirkung. Der Appetit bleibt unverändert.

Es existieren bislang keine wissenschaftlichen Berichte über körperliche Schädigungen nach Einnahme von 2C-T-2 und 2C-T-7. Dafür existieren auch kaum empirische Untersuchungen oder medizinische Berichte, die die Unbedenklichkeit der Substanzen belegen.

Durch die Kombination stimulierender und halluzinogener Wirkungen kann eine erhöhte Gefährdung bei Konsumenten mit Bluthochdruck, Zustand nach Psychosen und bei bekannter Epilepsie zu erwarten sein.

Herstellung

Die synthetische Herstellung wird mit 2,5-Dimethoxythiophenol oder 1,4-Dimethoxybenzene durchgeführt und verlangt gute bis sehr gute Laborkenntnisse. Einfache Amateurherstellungen sind nicht bekannt. Aus dem Grundstoff 2,5-Dimethoxythiophenol lassen sich eine Reihe weiterer psychoaktiver Phenetylamine herstellen. Einigen der in Holland erhältlichen Tabletten wird auch nachgesagt, dass sie nicht 2C-T-2 oder 2C-T-7 enthalten, sondern zum Teil 2C-T-4, 2C-E, 2C-T-8 oder andere 2C-T-*x*-Phenetylamine. Angeblich soll hierdurch eine zu rasche Aufnahme in das Holländische Opiumgesetz verhindert werden, da die Behörden erhebliche Schwierigkeiten haben würden, die Substanzen zu analysieren und die Hersteller immer auf ein weiteres Präparat ausweichen können, ohne dass die Kunden den Unterschied bemerken. In der Tat sollen viele der 2C-T-*x*-Substanzen recht ähnliche psychische Wirkungen haben.

Eine natürliche Quelle für diese Substanzen ist nicht bekannt. Reines 2C-T-2 oder 2C-T-7 liegt als hellweiße Kristalle vor.

Drogenscreening-Untersuchungen

Die Substanzen sind zu neu, um in Drogenschnelltests erfasst zu werden. Durch das gemeinsame Phenetylamingerüst wären Kreuzreaktionen mit Amphetaminen möglich.

Zusätzliches

2C-T-2 und 2C-T-7 werden in holländischen smart-shops verkauft. Jede Tablette soll 8 mg des Wirkstoffes enthalten. Beim Verkauf werden meistens kleine „Informationszettel“ auf Holländisch ausgehändigt, wonach eine Tablette einen MDMA-ähnlichen Rausch erzeugt und zwei Tabletten einen psychedelischen Rausch hervorrufen sollen.

Kürzlich wurde der Handel mit 2C-T-7 auf Empfehlung des Dachverbandes in den meisten smart-shops eingeschränkt. Mit der 12.Änderung des Deutschen Betäubungsmittelgesetzes von Oktober

1998 wurde 2C-T-2 als illegale Droge in Deutschland miterfasst. 2C-T-7 ist zum gegenwärtigen Zeitpunkt in Deutschland noch legal, wird wohl aber sicherlich auch bald als illegale Droge eingestuft.

Eine Einzeldosis kostet ungefähr DM 10,- bis DM 20,-.

DMT und Ayahuasca

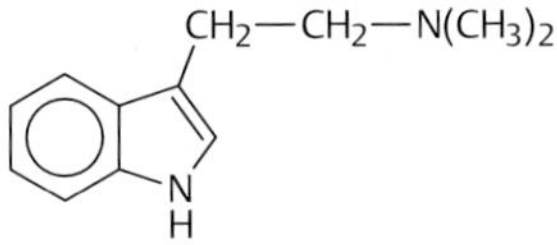

n,n-Dimethyltryptamin (DMT)

Anwendungsarten:

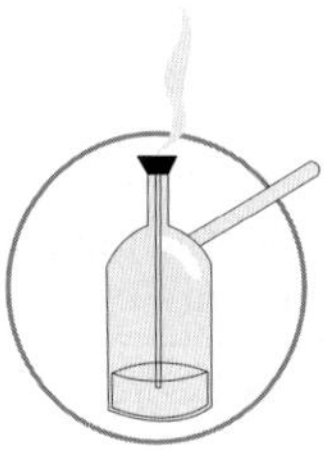

Rauchen

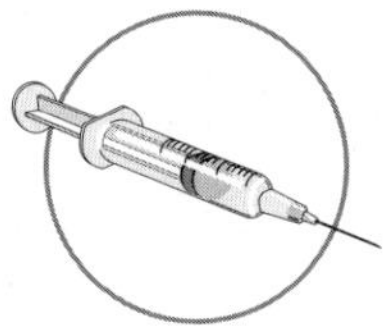

intramuskulär

Handelsübliche Formen:

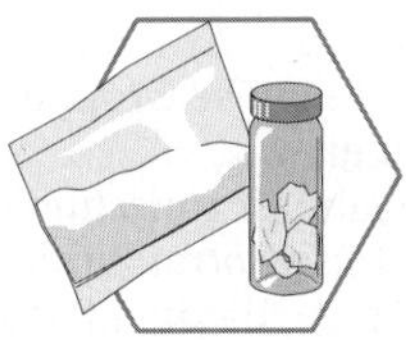

Pulver, Kristalle

Synonyme:

Businessman's LSD

Substanz

Tryptaminhaltige Pflanzenzubereitungen wurden mehrere tausend Jahre von südamerikanischen Ureinwohnern genutzt. Die Pflanzenzubereitungen wurden von den Indianern eingenommen, um Visionen zu erhalten. Die erste europäische Beschreibung des Gebrauchs (Cohoba- oder Yoposniefen) stammt von Ramon Pané vom Beginn des 16. Jahrhunderts, als dieser Kolumbus auf seiner zweiten Reise in die neue Welt begleitete.

DMT wurde jedoch erst 1931 von dem englischen Chemiker Richard Manske synthetisch hergestellt. In den 50er und 60er Jahren wurde die psychoaktive Wirkung beim Menschen wissenschaftlich erforscht. DMT kommt in den meisten Säugetiergehirnen natürlich vor, weshalb ihre Rolle als Neurotransmitter diskutiert wurde. Teilweise wurde DMT in den 60er Jahren psychotherapeutisch eingesetzt. Wirklich populär ist diese sehr starke Substanz erst nach 1966 geworden, als Dr. Timothy Leary und seine Mitarbeiter einen enthusiastischen Bericht über einen Selbstversuch mit DMT veröffentlichten. Anschließend wurde über viele DMT-Erlebnisse berichtet, teils überwältigend und beeindruckend, teils furchterregend und schrecklich.

1970 wurde die Substanz für illegal erklärt, danach sank sowohl die Nachfrage als auch das Angebot erheblich. Erst in den späten 80er Jahren begann eine neue Popularitätswelle, nachdem die orale Zubereitung allgemein bekannter wurde. Diese Zubereitung umgeht den körperlichen Abbau von DMT durch die Enzyme, die gemeinsam als MAO-Hemmer bezeichnet werden. Durch einen Zusatz dieser Pflanzen zu den DMT-haltigen Pflanzen entsteht die oral wirksame DMT-Zubereitung Ayahuasca. Die Schamanen, die diese Mischung zu sich nehmen, um Visionen zu erhalten, werden Ayahuasqueros genannt. In Südamerika existieren immer noch religiöse Gruppen, die diese Zubereitungen für ihre Sakramente benutzen.

Die ursprüngliche Ayahuascamischung von *Banisteriopsis caapi*, einem Lianengewächs, und *Psychotria viridis*, einem Strauch, blieb für viele eine unerreichbare Droge, da die Pflanzen nur im Dschungel des Amazonas wachsen.

Erst in den 80er Jahren wurden immer mehr Publikationen verbreitet, die diese Wirkstoffe in anderen Pflanzen erwähnten. So können Mischungen aus *Acacia*, *Peganum harmala*, *Mimosa* und vielen anderen Pflanzen angeblich ebenfalls die typische Ayahuasca-Wirkung hervorrufen (sogenannte Ayahuasca-Analoge). Es haben sich bereits einige ethnobotanische Versandhäuser darauf spezialisiert, diese Pflanzen zu verkaufen.

Anwendungsweise

Cohoba-Schnupfpulver wird aus mehreren südamerikanischen Pflanzen zubereitet. Insbesondere die Pflanze *Virola theiodora* enthält die für die Indianer brauchbaren Mengen DMT. Traditionell wird das Pulver von einem assistierenden Stammesbruder durch ein langes Rohr in die Nasenlöcher hineingepustet. Diese Anwendungsart hat im illegalen Bereich keine Verbreitung gefunden. Synthetisches DMT wird hier eher als kristallines Pulver in kleinen Pfeifen geraucht. In bis zu fünf kurzen Inhalationen wird versucht, ca. 30–60 mg zu inhalieren. Erschwert wird dies durch den Geschmack („wie brennender Kunststoff") und die Tatsache, dass der Rausch so schnell einsetzt, dass die Kontrolle über den Körper bereits nach einigen Sekunden verloren geht. Meistens wird in kleinen Gruppen geraucht, in denen die noch nüchternen Personen auf den Berauschten aufpassen können.

Intramuskuläre Injektionen sind auch möglich und noch wirkungsvoller, jedoch wenig verbreitet. Oral eingenommen wirkt DMT überhaupt nicht, da es sofort von den MonoAminoOxidasen (MAO) abgebaut wird. Erst die Kombination von DMT und MAO-Hemmern (z. B. β-Carboline, wie Harmin oder Harmalin) erlaubt eine orale Aufnahme. Diese hat den Nachteil, dass fast jeder einige Minuten nach Einnahme heftig erbrechen muss. Mischungen aus den reinen Chemikalien DMT und z. B. Harmin, als Ayahuascapräparat, nennen sich übrigens „Pharmahuasca".

Gelegentlich wird DMT auf Marijuanablätter oder getrocknete Petersilienblätter aufgetragen, um als Zigarette geraucht zu werden. Es wird zudem vom Rauchen einer öligen Zubereitung berichtet, die anscheinend ein unvollständig gereinigtes Pflanzenmaterial ist.

Wirkung

Die typische visionäre Wirkung tritt bei 15–20 mg auf, erleuchtende, aber auch paranoide und erschreckende Erlebnisse werden bei der Einnahme von 80–100 mg berichtet. Nach der Injektion von über 125 mg DMT intramuskulär wurden die meisten Versuchspersonen kataton (absolut regungslos) oder bewusstlos.

Zu Beginn des DMT-Rausches wird über ein Geräusch berichtet, „wie Zellophan, das reißt". Unmittelbar danach erlebt der Benutzer eine vollständige Auflösung jeder bekannten Identität und Realitätserkennung. Jegliche koordinierte körperliche Tätigkeit ist in diesem Zustand fast unmöglich. Der Betroffene liegt meistens bewusstlos wirkend auf dem Boden. Gelegentlich tritt starker Speichelfluss auf, unkoordinierte Körperbewegungen oder gar Schreie. Der Betroffene erinnert sich selten an diese Handlungen – und wenn, werden diese als sehr lustvoll geschildert.

Für einige Minuten ist der Betroffene vollständig von seinen Halluzinationen vereinnahmt. Je nachdem, ob dieser vollständige Kontrollverlust als erträglich oder als erschreckend erlebt wird, prägt sich die Qualität der Halluzinationen. Viele glauben, endgültig wahnsinnig zu werden oder im Sterben zu liegen.

Obwohl die eigene Identität und das formale Denken vollständig verzerrt sind, kann der Betroffene intensiv erleben und „sehen". Meistens sind die Eindrücke so vielfältig und merkwürdig, dass der Betroffene das Gefühl hat, nicht alles aufnehmen und verarbeiten zu können. Relativ häufig wird von visionären Kontakten mit fremden Lebewesen berichtet, deren Sprache nicht verstanden wird. Diese Lebewesen werden teils als Elfen, teils als Außerirdische beschrieben. Komplexe geometrische und sich bewegende Farbmuster, die phantastische Formen annehmen, werden gesehen. Bei ausreichender Dosierung werden die Halluzinationen sowohl mit offenen als auch mit geschlossenen Augen wahrgenommen. Gegen Ende der Wirkung oder bei geringerer Dosierung wird die Außenwelt noch erkannt, jedoch verzerrt, absurd und verändert. Das Körpergefühl fehlt meistens und man hat den Eindruck, körperlos zu sein.

Viele Erlebnisberichte versuchen, sich mit dem Inhalt der Halluzinationen auseinander zu setzen. Fast jeder, der DMT genommen hat, hat auch Angst davor. Trotzdem wird diese Substanz von einigen unregelmäßig weiter eingenommen. Für andere waren die Erlebnisse jedoch so angstvoll, dass sie die Substanz nie wieder zu sich nehmen werden.

Der DMT-Rausch beim Rauchen dauert 3–10 Minuten, leichte Beeinträchtigungen sind noch bis zu einer halben Stunde nach Einnahme festzustellen, danach sind keine Wirkungen bzw. Nebenwirkungen mehr vorhanden. Die kurze Dauer wird von vielen Benutzern geschätzt, da der Rausch so überwältigend ist. Oral wirken DMT- und MAO-Hemmer-Mischungen mehrere Stunden, sie sind dafür nicht ganz so intensiv.

Bei der Einnahme von Ayahuasca-Mischungen wird ein Zustand wie beim Meskalin- oder LSD-Rausch erzeugt. Nach der anfänglichen Übelkeit tritt eine Benommenheit ein, wobei der Benutzer lebhafte halluzinatorische Szenen und Erlebnisse wahrnimmt. Je nach Dosierung (die schwer zu berechnen ist) können diese Zustände von einer leichten Trance bis zu einer vollständigen Vereinnahmung des Benutzers reichen. Die Wirkung hält durch die MAO-hemmenden Zusätze dosisabhängig ca. 3–4 Stunden an.

Eine körperliche Abhängigkeit kommt nicht vor. Es liegen noch keine Berichte vor, die einen Todesfall nach isoliertem DMT-Gebrauch beschreiben.

DET, 5-MeO-DMT und DPT sind drei weitere Tryptamindrogen, die sich in ihrer Wirkung leicht von DMT unterscheiden. Die Halluzinationen sind nicht so überwältigend, und der Rausch dauert 1–3 Stunden. Diese Substanzen sind sehr selten. 5-MeO-DMT (Bufotanin) ist 4–5 Mal stärker als DMT und noch legal.

Herstellung

Die vollsynthetische Herstellung ist im Vergleich zu anderen Halluzinogenen relativ einfach. Trotzdem sind fundierte Labor- und Chemiekenntnisse erforderlich. Die Vorstufen (Oxalylchlorid, Dimethylamin, Indole) werden nur begrenzt verkauft, jedoch sind die Synthesemöglichkeiten sehr vielfältig. Selbst Tryptophan kann als Ausgangsprodukt verwendet werden und ist als Aminosäure in Reformhäusern und Versandfirmen zu beziehen.

Einfachere Amateurherstellungsweisen extrahieren die DMT-haltigen Stoffe aus dem Pflanzenmaterial und trocknen sie, mit oder ohne weiterführende Reinigung. Insbesondere durch die Bekanntmachung des oralen Gebrauchs werden immer mehr Pflanzen beschrieben, die DMT-haltig sind. Die notwendigen MAO-Hemmstoffe werden ebenfalls durch Extraktion aus den Pflanzen gewonnen.

„Ayahuasca-Sessions“ als religiöse oder heilende Rituale werden in den USA und Europa immer häufiger. Meist treffen sich die Teilnehmer in kleineren Gruppen, die von einem (Ayahuasca-)erfahrenen Gruppenleiter geführt wird, um traditionell zubereitete Ayahuasca-Analoge gemeinsam zu trinken.

DMT wird illegal nicht in denselben Mengen hergestellt wie z. B. LSD oder Amphetamine. Die Nachfrage nach dieser Droge hält sich durch die extrem starke Wirkung in Grenzen.

Drogenscreening-Untersuchungen

Zu dieser Substanz sind keine Informationen bekannt. Da DMT eine körpereigene Substanz darstellt, die schnell enzymatisch abgebaut wird, müsste ein Nachweis durch die erhöhten Abbauprodukte möglich sein. Die Substanz kann somit (wenn überhaupt) nur auf Sonderanforderung nachgewiesen werden.

Zusätzliches

Zunehmende Probleme treten durch die Kombination von DMT und MAO-Hemmern auf, da MAO-Hemmer sich nicht mit Tryptaminen und Tyraminen vertragen. Nach der MAO-Hemmer-Einnahme kann der Genuss von Rauchfleisch, Käse, Rotwein und vielen anderen Lebensmitteln lebensgefährliche Bluthochdruckkrisen hervorrufen. Da die Experimentierfreudigkeit sehr groß ist, insbesondere im Hinblick darauf, welche Pflanzen psychotrop wirkungsvoll sind, wird die Anzahl der ernsthaften Intoxikationen mit medizinischen Komplikationen mit hoher Wahrscheinlichkeit in den kommenden Jahren zunehmen.

1/10 g DMT kostet auf dem Schwarzmarkt ca. DM 50,-.

DOM (STP)

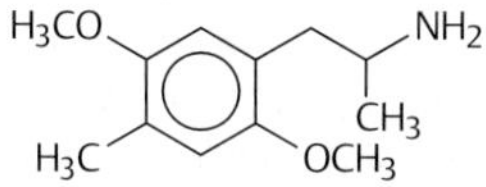

2,5-Dimethoxy-4-Methylamphetamin (DOM)

Anwendungsarten:

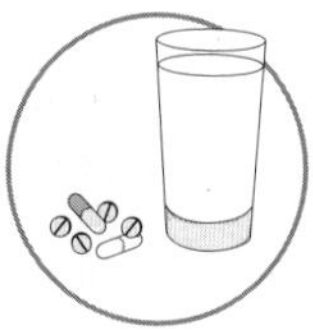

oral

Handelsübliche Formen:

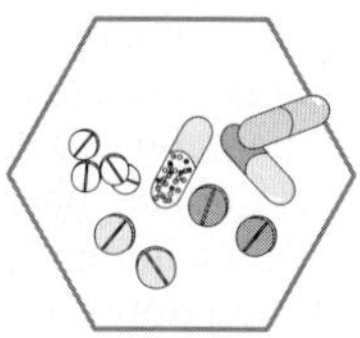

Tabletten, Kapseln

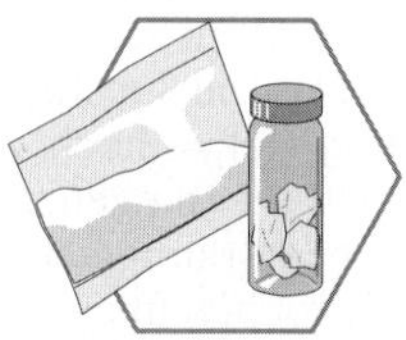

Pulver, Kristalle

Synonyme:

STP, Super-LSD

Substanz

DOM wurde erstmals Anfang der 60er Jahre von dem Chemiker Dr. Alexander Shulgin synthetisiert, als dieser noch bei der Firma Dow Chemical Company arbeitete. Später (1963) machte er zusammen mit seinem Sohn eine neue Synthese, als er die halluzinogenen Eigenschaften von TMA-2-Derivaten untersuchte. Er bemerkte in den dokumentierten Selbstversuchen, dass bereits 1 mg der Substanz eine psychoaktive Reaktion zeigte. Bei 5–10 mg entfaltete sich die volle psychedelische Wirkung. Auffällig bei dieser Substanz war die Tatsache, dass die Hauptwirkung erst nach 1–3 Stunden zu spüren war und 14–20 Stunden anhielt.

1967 kam eine neue Droge auf den Schwarzmarkt: STP. Den Namen erhielt das Präparat von einem Brennstoffzusatz desselben Namens (Scientifically Treated Petroleum). Es gab jedoch viele Bezeichnungen: „Serenity, Tranquility, Peace", „Stop The Police" oder „Super Terrific Psychedelic". Die Polizei in den USA nannte die Substanz (in Hinblick auf die massive Wirkung) „too Stupid To Puke" (zu doof um zu erbrechen).

Kurz darauf kamen Meldungen über schwerwiegende Fehlhandlungen; Menschen, die aus dem Fenster springen wollten, Panikzustände, die in den Krankenhäusern nach der Gabe von Chlorpromazin (damals übliches Beruhigungsmittel) nur schlimmer wurden, und Drogenbenutzer, die stundenlang darum baten, endlich wieder nüchtern zu werden. Als 1967 über 5000 Tabletten STP in San Franciscos Golden Gate Park umsonst verteilt wurden, erhielt die Droge endgültig ihren schlechten Ruf unter den „Blumenkindern" von damals.

Erst später wurde entdeckt, dass STP und DOM dieselbe Substanz sind. Die ersten Tabletten STP enthielten 20 mg aktiven Wirkstoff, die in San Fransisco 10 mg. Die Substanz war in dieser Menge für unvorbereitete Konsumenten viel zu hoch. Zudem haben viele Benutzer mehrere Tabletten nacheinander eingenommen, nachdem sie nach einer Stunde immer noch keine Wirkung verspürten. Wahrscheinlich standen viele der verstörten Menschen in den Notaufnahmen unter dem Einfluss von über 30 mg DOM.

Seit den 70er Jahren wird DOM in geringerem Umfang weiterverkauft. Es gibt immer noch eine relativ kleine Gruppe von Benutzern, die die Wirkungen (von höchstens 5–10 mg!) anregend finden. Gelegentlich, aber selten, ist DOM in Kapseln enthalten, die als LSD verkauft werden.

Anwendungsweise

DOM wird hauptsächlich in Form von Tabletten oder Kapseln oral eingenommen. Intravenöse Applikationen sind zwar möglich, jedoch recht selten. Ein rituelles Verhaltensmuster bei der Einnahme hat sich bei dieser Substanz nicht entwickelt.

Wirkung

Vereinzelt wird bei hohen Dosierungen über Wirkungen wie durch Meskalin hervorgerufene beeindruckende Farbmuster und Strukturen berichtet, meistens treten jedoch optische Halluzinationen in den Hintergrund. Eine Störung des formalen Denkens, wie bei LSD, tritt nicht auf. Manchmal können erstaunlich komplizierte Handlungen ausgeführt werden, Fehlhandlungen kommen jedoch auch vor. Insbesondere Formen und Farben entfalten eine starke Ästhetik und Bedeutung. Die Grundstimmung schwankt zwischen Angst und Euphorie. Viele berichten über das Gefühl, unendlich starke Energieströme zu spüren, und haben den Eindruck, als würden sie vor lauter Kraft zittern. Um diese Empfindung erträglicher zu machen, empfehlen manche, sich gehen zu lassen. Wenn versucht wird, den Energierausch zu beherrschen, sollen häufig Angst und Verwirrung entstehen.

Die psychischen Wirkungen beginnen nach 1–2 Stunden, erreichen ihr Maximum 3–5 Stunden nach der Einnahme und klingen nach 10–20 Stunden ab. Am nächsten Tag ist eine leichte Abgeschlagenheit oder Euphorie zu spüren.

Körperliche Wirkung: Bluthochdruck, Schweißausbrüche, Parästhesien (Kribbelempfindungen) und Übelkeit treten auf. Das Sehen wird verschwommen, Doppelbilder oder „tanzende" Abbildungen sind häufig. Die körperliche Koordination wird etwas vermindert. Über eine körperliche Abhängigkeit liegen keine Berichte vor, eine Gewöhnung an höhere Dosierungen tritt jedoch rasch auf.

Herstellung

DOM kann vollsynthetisch aus 2,5-Dimethoxy-4-Methylbenzaldehyd, Ammoniumacetat, Nitroethan und Lithiumaluminiumhydrid hergestellt werden. Entsprechende Umgehungssynthesen sind möglich, „vereinfachte" Rezepte für Amateurherstellungen jedoch nicht verbreitet. Eine natürliche Quelle von DOM ist nicht bekannt.

Drogenscreening-Untersuchungen

DOM ist so selten, dass die Substanz nicht in die Schnell-Tests aufgenommen ist, Angaben zu Kreuzreaktionen mit dem Amphetaminnachweis sind mir nicht bekannt. Ein toxikologisches Labor sollte mit gaschromatigraphischen und massenspektrometrischen Analysen die Substanzeinnahme nachweisen können. Da die Substanz so lange psychoaktiv ist, ist der Nachweis auch vermutlich länger möglich als mit anderen Phenetylaminderivaten.

Zusätzliches

Die Verbreitung von DOM ist in den USA höher als in Europa. In Europa stellt DOM eine Rarität auf dem Schwarzmarkt dar und wird meistens nur in kleineren Kreisen weiter gegeben. Durchschnittliche Schwarzmarktpreise sind daher nicht bekannt. Es existieren über 50 psychoaktive DOM-Abkömmlinge, die auf dem Schwarzmarkt noch nicht verbreitet sind.

Ecstasy

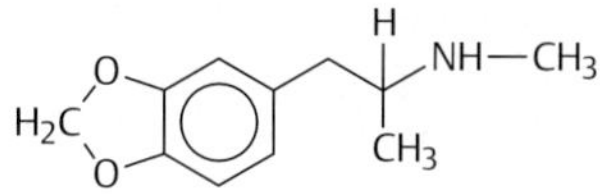

3,4-Methylen-Dioxy-*n*-Methylamphetamin (MDMA)

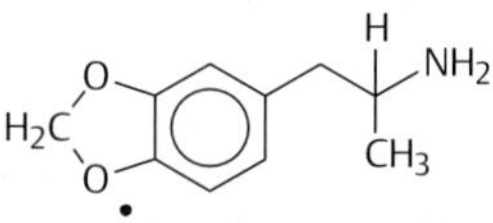

3,4-Methylen-Dioxy-Amphetamin (MDA)

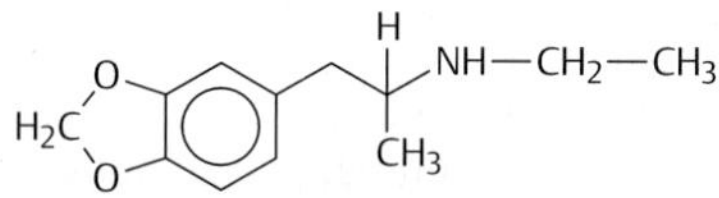

3,4-Methylen-Dioxy-*n*-Ethylamphetamin (MDE, MDEA)

Anwendungsarten:

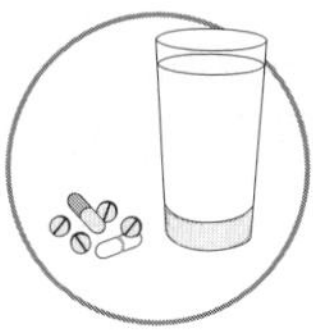

oral

Handelsübliche Formen:

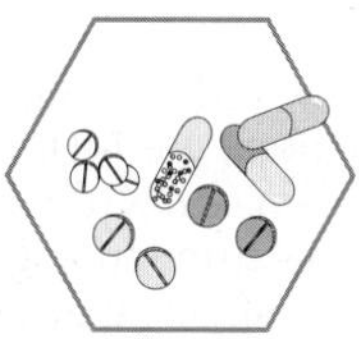

Tabletten, Kapseln

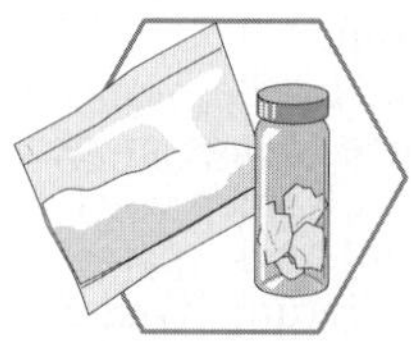

Pulver, Kristalle

Synonyme:

E, X, XTC, Adam, Love-Drug

Substanz

Am 24. 12. 1912 wurde von der Firma Merck in Darmstadt ein Patent angemeldet „...zur Darstellung von Alkyloxyaryl-, Dialkyloxyaryl- und Alkylendioxy-arylaminopropanen bzw. deren am Stickstoff monoalkylierten Derivaten". Hierunter wurde erstmals die Synthese von 3,4-Methylen-Dioxy-N-Methylamphetamin (MDMA) beschrieben, das Patent war jedoch mehr auf die Herstellung als auf die mögliche Benutzung ausgerichtet.

Erst 1953 wurde MDMA wieder erwähnt, diesmal als eine der in Tierexperimenten benutzten Substanzen für die Herstellung von möglichen Kampfstoffen. Die Untersuchung wurde vom amerikanischen Verteidigungswesen durchgeführt.

1960 schilderten die polnischen Chemiker S. Biniecki und E. Krajewski erneut eine Herstellungsmöglichkeit von MDMA, aber erst 1976 wurden die eigenartigen Wirkungen bei Menschen von Dr. Alexander Shulgin und Dr. David Nichols wissenschaftlich beschrieben. Zu dieser Zeit wurde MDMA bereits seit Jahren in kleineren Gruppen als Hilfsmittel bei der Psychotherapie eingenommen. Insbesondere die „herzöffnende" und aggressionshemmende Wirkung wurde in Paartherapien eingesetzt, oder um traumatisierende Erlebnisse wie Katastrophen, Vergewaltigungen oder Foltererlebnisse aufarbeiten zu können.

Als die amerikanische Drogenbehörde 1984 vorschlug, MDMA für illegal zu erklären und die Substanz in dieselbe Klassifikation wie Heroin einzuordnen, meldeten sich mehrere namhafte Forscher, Ärzte und Therapeuten, um Widerspruch dagegen einzulegen. Seit 1985 (in Großbritannien früher) wurde MDMA trotzdem in den meisten Ländern illegalisiert und als Betäubungsmittel in dieselbe Klassifikation wie Heroin eingestuft.

Der Grund zur Besorgnis war hauptsächlich die seit den 70er Jahren zunehmende Menge junger Konsumenten, die MDMA als Rekreationsdroge unter Namen wie Ecstasy, E, Adam und XTC einnahmen und anschließend auf Acid- später Techno-Partys stundenlang unter stärkster Sinnesüberflutung tanzten. Immer häufiger wurden Todesfälle durch Dehydration gemeldet, die jedoch anfangs eher auf die Substanz als solche und nicht auf die Benutzungsart bezogen wurden.

Bis in die 90er Jahre hat der Gebrauch von MDMA und den verwandten Substanzen MDA und MDE zugenommen, die Illegalisierung führte nicht zu einer Reduzierung der Benutzer. Neuerdings werden Bemühungen unternommen, Forschungsergebnisse zu dieser Substanz einzuholen, da tierexperimentelle Daten auf eine mögliche Schädigung der serotonergen Nervenbahnen hinweisen. Ob eine Schädigung auch beim Menschen eintreten kann, ist noch ungewiss.

Anwendungsweise

Gegenwärtig lassen sich zwei deutlich unterschiedliche Benutzungsarten beschreiben. Ecstasy wird teilweise in kleineren Gruppen von Bekannten eingenommen, um den gemeinsamen Umgang zu vertiefen. Hierbei werden meist ruhige soziale Tätigkeiten ausgeübt und es wird viel gesprochen. Ecstasy wirkt hier introspektionsfördernd, beruhigend und inspirierend. Im zweiten „Benutzerprofil" wird Ecstasy im Zusammenhang mit Rave-Partys konsumiert. Die Sinnesüberflutung, das Tanzen und die Menschenmenge meist unbekannter Personen gehört dazu. Ecstasy wirkt hier eher öffnend, stimulierend und erlaubt die intime Atmosphäre von Tausenden ohne die sonst bekannten aggressiven Ausbrüche, die bei Festlichkeiten mit viel Alkohol kaum zu umgehen sind. Ebenso, wie es den Ravern fremd vorkommen würde, still zu sein und sich miteinander zu unterhalten, erscheint es den eher introspektiven Benutzern seltsam, in Menschenmengen bei lauter Musik stundenlang zu tanzen.

Als Substanz wird Ecstasy nur selten als Pulver eingenommen, da die exakte Dosierung ohne Laborwaage nicht möglich ist. Statt dessen sind eine Vielzahl von Tabletten und Kapseln im Handel (Farbtafel I, Abb. 1), bei der nur die Erfahrung zeigen kann, um welche Dosierung oder gar um welches Präparat es sich handelt. Kostengünstige Laboratorien stehen zur Verfügung, um anonym Substanzen überprüfen zu lassen. Der praktische Nutzen ist jedoch klein, da die Sorten schnell wechseln, Imitationen erscheinen und der Raver auf das tägliche Angebot angewiesen ist und selten Wochen im voraus planen kann.

Ecstasy kann nicht geraucht werden, ein Vorteil durch intramuskuläre oder intravenöse Injektionen existiert kaum, so dass die orale Einnahme als hauptsächliche Benutzungsart verblieben ist.

Wirkung

Durch die besondere Wirkungsweise werden Ecstasy und seine Analogsubstanzen Empathogene oder Entaktogene genannt, da die Wirkung eher eine sakrale Einstimmung und eine respektvolle Vertrauenshaltung ist. Die sinneswahrnehmungsverzerrende Wirkung der Halluzinogene sowie die aufputschende Wirkung der Amphetamine treten im Vergleich zu den emotionalen Reaktionen bei Ecstasy eher in den Hintergrund. Oft wird betont, dass es deshalb verkehrt wäre, von „halluzinogenen Amphetaminderivaten" zu sprechen.

Nach etwa 40–45 Minuten tritt eine leichte, aber spürbare Wahrnehmungsänderung ein. Egoismus, Feindseligkeit und Irritationen rücken in den Hintergrund. Das Denken beschäftigt sich mehr mit

Beziehungsfragen, Lebensfragen und der Ästhetik der Wahrnehmung. Ein tiefes Vertrauen in das Leben stellt sich ein, ohne dass das formale Denken nennenswert verändert wird. Mit verstärkter Wirkung werden Sinneseindrücke als zunehmend ästhetisch und lustvoll erlebt. Hierbei kann bei höheren Dosierungen das formale Denken langsamer und unkritischer werden. Meist wird über einen Zustand bedingungsloser Liebe berichtet. Nichtintoxikierten fallen am ehesten die ekstatische Bewunderung und Offenheit der Betroffenen auf. Die motorische Koordination und Beweglichkeit wird vermindert, aber nicht gänzlich gestört.

Ab diesem Zeitpunkt wird die weitere Substanzwirkung entweder als stimulierend, ekstatisch und lebensbejahend (wie beim anschließenden Tanzen) beschrieben oder als beruhigend, beglückend und dabei behilflich, schmerzhafte Erinnerungen distanziert zu betrachten (wie beim introspektiven Gebrauch).

Nach etwa zwei Stunden nimmt die Hauptwirkung ab. Manche verlängern diese Phase durch die erneute Einnahme von 40–50 mg der Substanz (1/2 Tablette). Weitere Einnahmen verstärken jedoch nur die körperlichen Nebenwirkungen und erlauben keine weitere Rauschverlängerung oder -verstärkung. Nach 3–5 Stunden sind auch die Nachwirkungen abgeklungen. Es verbleiben jedoch für Stunden Beeinträchtigungen der Koordination und Feinmotorik, die meist erst am nächsten Tag wiedererlangt werden. Viele berichten über Ausgeglichenheit und Stärkung am Tag danach, andere fühlen sich geschwächt, kraftlos und schwunglos. Insbesondere bei häufigem (2- bis 4-mal/Woche) und längerem Gebrauch wird von einer depressiv gefärbten Nachphase bei Substanzkarenz berichtet.

Körperliche Wirkung: Kiefersperre, Pupillenerweiterung, Erhöhung der Pulsrate und des Blutdrucks. Zudem verminderte sexuelle Leistungsfähigkeit (trotz des Namens Love-Drug – hier jedoch bezogen auf spirituelle und nicht körperliche Liebe). Gelegentlich Muskelkrämpfe, Nystagmus (Augenzittern), Übelkeit (selten) und erhöhte Körpertemperatur.

Seit einigen Jahren wird berichtet, dass MDMA einigen Gehirnzellen, die für besondere Signalverarbeitungen zuständig sind (serotonerge Zellen), schadet und sie vollständig zerstören kann. Diese Wirkung ist bei Tieren nachgewiesen, aber die Übertragung der Ergebnisse auf den Menschen ist noch nicht ganz bewiesen. Trotzdem beziehen viele Forscher und Ärzte Gedächtnisstörungen und Stimmungsschwankungen bei einigen langjährigen MDMA-Benutzern auf diese Wirkung.

Herstellung

Bei Zugang zu MDA oder Piperonal ist die Synthese relativ einfach. Diese Substanzen sind jedoch nicht leicht in ausreichenden Mengen erhältlich. Statt dessen wird häufig versucht, entsprechende Vorstufen durch Sassafrasöl oder andere ätherische Öle zu gewinnen. Am häufigsten wird sicherlich gegenwärtig illegales MDMA aus Safrol hergestellt, was leicht aus Sassafrasöl zu gewinnen ist. Die anschließende Umwandlung erzeugt am ehesten MDA (Reaktion mit Ammoniak). Da Methylamin schwer erhältlich ist und somit selbst hergestellt werden muss, ist die Umwandlung in MDMA komplizierter. Die Zunahme von MDA-haltigen Ecstasy-Tabletten ist durch diese Herstellungsschwierigkeiten teilweise zu erklären. Da MDA nur eine diskrete amphetaminähnliche und eine etwas stärkere halluzinogene Wirkung hat und von unerfahrenen Ecstasy-Benutzern kaum von Ecstasy zu unterscheiden ist, bleibt meist offen, welche Substanzen eingenommen worden sind, wenn nur angegeben werden kann, dass man Ecstasy gekauft hat.

Die Herstellung ist nicht so einfach wie diejenige von Amphetaminen, da Safrol und seine Derivate bei sehr hohen Temperaturen destilliert werden müssen. Bei der einfachsten Methode wird Safrol mit Natrium- oder Kaliumbromid behandelt, um anschließend Ammoniak oder Methylamin binden zu können. Diese „Standardmethode" ist jedoch sehr wenig ergiebig. Andere Methoden sind effektiver, verlangen jedoch einen besseren Zugang zu Chemikalien (Zyanide, hochspezifische Lösungsmittel).

Reines MDMA hat die Form von weißen, nadelförmigen Kristallen. Gelbliche oder bräunliche Verfärbungen zeigen entweder eine unvollständige Synthese oder Oxidation und Verfall.

Drogenscreening-Untersuchungen

Nach enzymatischem Abbau in der Leber wird die Substanz als Säure im Urin ausgeschieden. MDMA wird meist in MDA abgebaut, was einfacher nachweisbar ist. MDMA gehört inzwischen zu den Substanzen, die in manchen Schnelltests nachgewiesen werden können. Bei einigen Tests reagiert das Methylendioxygerüst nicht mit den Reagenzien, so dass ein negativer Befund im „Amphetamin-Feld" abzulesen ist. Gerade bei dieser Substanz sollten ausführliche Informationen über Kreuzreaktionen und Schwellenwerte vorliegen, damit eine Untersuchung nicht zu erheblichen Missverständnissen führt. Durch GC/MS ist Ecstasy meist 3–4 Tage nach dem Konsum erkennbar.

Zusätzliches

Dehydration wird am besten vermieden durch ausreichendes Trinken von mineralhaltigen Getränken (kein Alkohol oder Kaffee!) sowie regelmäßige Tanzpausen mit Abkühlung und schließlich durch eine verminderte Substanzeinnahme. Mehrere Dosen MDMA hintereinander verstärken nicht die Wirkung, sondern nur die Nebenwirkungen. Eine Einzeldosis Ecstasy kostet ca. DM 15,- bis 40,-.

Viele Ecstasy-Benutzer nehmen zusätzlich Medikamente gegen Depressionen ein, die das serotonerge System unterstützen sollen, wie z. B. *Prozac*® oder *Fluctin*®, in der Hoffnung, hierdurch den möglichen Schädigungen vorbeugen zu können. Eindeutige Beweise, dass diese Kombinationseinnahme hilft, gibt es allerdings nicht.

Engelstrompete (*Brugmansia* spp.)

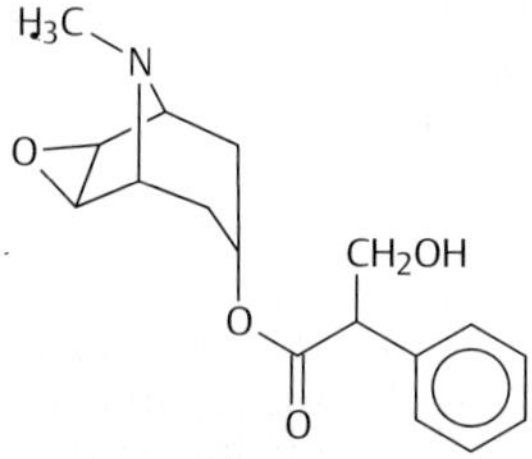

Skopolamin

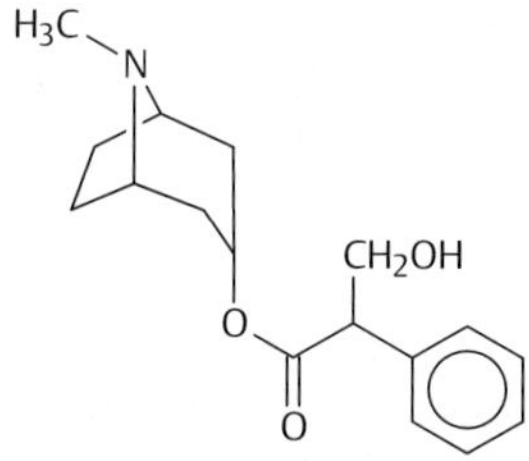

Hyoscyamin

Anwendungsarten:

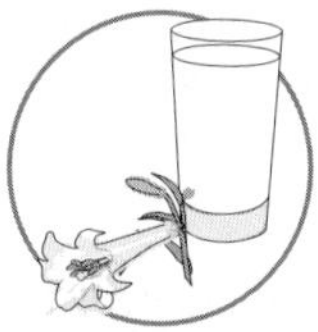

oral

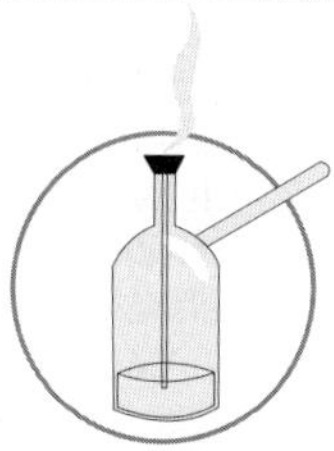

Rauchen

Handelsübliche Formen:

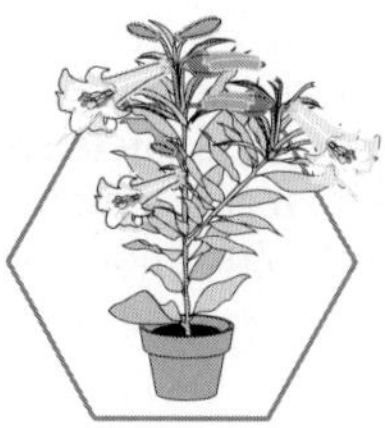

Pflanzenteile

Synonyme:

Baumdatura

Substanz

Die unterschiedlichen Arten der Engelstrompete (*Brugmansia arborea, B. aurea, B. sanguinea, B. suaveolens* etc.) stammen ursprünglich alle aus Südamerika und gehören zu den Nachtschattengewächsen. In Europa sind sie nur als Kulturpflanzen bekannt, genießen jedoch aufgrund ihrer Schönheit eine große Beliebtheit bei den Gärtnern und Privatzüchtern.

Die strauch- bis baumartige Pflanze ist mehrjährig und kann über fünf Meter hoch werden. Die typischen, 20–30 cm langen, nach unten hängenden, trompetenähnlichen und oftmals süßlich duftenden Blüten verleihen der Pflanze ihren Namen und ihre Popularität. In den Tropen blüht die Pflanze das ganze Jahr, bei uns kann sie aufgrund ihrer Frostempfindlichkeit nur als Kübel- oder Wintergartengewächs gehalten werden und blüht, wenn ausreichend Licht und Wärme vorhanden sind. Eine Blüte welkt nach ca. 5–7 Tagen.

Weil die Ursprungspflanze nicht mehr gefunden werden kann und die Brugmansia-Pflanzen auch in Südamerika sehr lange als Kulturpflanzen bekannt waren, wird vermutet, dass die rituelle Nutzung bereits in prähistorischen Zeiten begann. Die erste schriftliche Beschreibung der psychoaktiven Wirkung dieser Pflanze stammt aus dem Jahre 1653 (Bernabé Cobo).

Bei vielen südamerikanischen Indianervölkern ist die Brugmansia-Pflanze heilig. Die Blüten und Blätter werden in kleinen Mengen als Volksmedizin genutzt. In größeren Mengen wird die Brugmansia-Pflanze von Schamanen dazu verwendet, Visionen zu erhalten und das Tor zu anderen Welten zu öffnen. Auch unter den Schamanen wird die Pflanze mit großem Respekt gehandhabt und es wird ausdrücklich davor gewarnt, die Pflanze unvorbereitet einzunehmen. Nur die erfahrensten Schamanen nehmen Brugmansia zu sich.

In Europa sind bei Menschen, die leichtfertig die Engelstrompete als Rauschmittel überdosiert zu sich genommen haben, immer wieder Vergiftungsfälle und delirante Zustände aufgetreten. Sogar Todesfälle sind bekannt.

Anwendungsweise

Alle oberirdischen Teile der Pflanze können geraucht oder oral eingenommen werden. Die getrockneten Blätter oder Blüten werden meist als Teezubereitung mit heißem Wasser getrunken. Bei der Dosierung sind meist 2–4 Blätter oder eine Blüte ausreichend, um Halluzinationen zu erzeugen. Die getrockneten Blätter können auch allein oder mit Cannabis geraucht werden, hierbei wird die Dosis vorsichtig an die sich entfaltende Wirkung angepasst. Da einzelne Menschen sehr empfindlich auf die Wirkstoffe in Brugmansia-Pflanzen reagieren, sollten die Dosierungsangaben bei oralen Zubereitungen nur mit großer Respekt angenähert werden.

Wirkung

Beim Rauchen der Blätter tritt ein leichter Rausch auf, der von der Intensität und Dauer mit (mildem) Marijuana verglichen werden kann. Um diesen Rausch zu verstärken wird manchmal Marijuana den Brugmansia-Blättern beigefügt.

Bei der oralen Einnahme werden die Wirkstoffe rasch resorbiert und es kommt nach einer halben bis einen Stunde zu fiebertraumähnlichen Visionen und Illusionen, die sich rasch in Halluzinationen umwandeln, bei denen der Benutzer nicht mehr zwischen Rausch und Realität unterscheiden kann (daher die außerordentliche Gefährdung). Die szenischen und häufig erschreckenden, halluzinatorischen Erlebnisse können zwischen drei Stunden und drei Tagen (Übergang ins Delirium) andauern. Die Skopolamin- und Hyoscyaminintoxikationen sind stets mit erheblichen körperlichen Nebenwirkungen verbunden und machen somit diesen Rausch nicht nur psychisch und physisch gefährlich, sondern auch ausgesprochen unangenehm.

Des häufigeren wird in der Literatur über gewalttätige und körperlich stark ausagierende Verhaltensweisen berichtet, wobei meist mehrere Helfer notwendig sind, um den „Berserker" daran zu hindern, sich oder andere zu verletzen. In manchen Traditionen ist es verboten, den Schamanen nach der Einnahme von Brugmansia anzusprechen.

Anschließend kommt es nach der Erregungsphase häufig zu einem Dämmerschlaf. Bei hohen Skopolamin-Dosierungen kann die sedierende Wirkung dominieren.

Bei Vergiftungsfällen in Europa, ohne einen entsprechenden rituellen Kontext für die Einnahme und Handhabung des Rausches, berichten die Betroffenen häufig über Gedächtnisschwund für Stunden oder Tage.

Körperliche Wirkung: Anticholinerge und parasympathikolytische Wirkungen wie extreme Pupillenerweiterung (für mehrere Tage), Schluckbeschwerden und Trockenheit der Schleimhäute bei einer heißen, trockenen Haut. Insbesondere die Hals- und Kopfhaut ist meistens hochrot gefärbt. Heisere rauhe Sprache. Harnsperre. Herzrasen bis hin zu Herzrhythmusstörungen und Kammerflimmern kommt vor.

Herstellung

Meist werden kleine Pflanzen im Blumenhandel gekauft, oder (seltener) Samen von Versandfirmen und Samenhandlungen zum Keimen gebracht. Die Brugmansia-Pflanzen brauchen viel feuchte Wärme und Licht. Sie sind pflegeleichte Kübel- oder Wintergartenpflanzen. In unseren Breitengraden müssen sie im Haus überwintern, da sie keinen Frost vertragen.

Drogenscreening-Untersuchungen

Engelstrompete wird nicht in Drogenscreening-Untersuchungen überprüft.

Zusätzliches

Der Übergang von Halluzinationen zu anticholinergem Delirium und schließlich Tod durch Herz-Kreislauf-Versagen ist bei dieser Pflanze so leicht möglich, dass dringend vor unsachgemäßem Gebrauch gewarnt werden muss. Es sind bereits mehrere Todesfälle nach Brugmansia-Einnahmen in Europa und den USA dokumentiert worden.

Brugmansia-Pflanzen sind in jeder gut sortierten Blumenhandlung zu kaufen. Sowohl die Pflanzen als auch die Samen sind im Versandhandel leicht zu bekommen, so dass sich kein Schwarzmarkt entwickeln musste.

Bei einer Vergiftung müssen intensivmedizinische Maßnahmen mit Physiostigmingaben, Wärmeableitung und künstlicher Beatmung erfolgen. Ein Delirium ist lebensbedrohlich und stellt einen medizinischen Notfall dar!

Euphoria (4-Methyl-Aminorex)

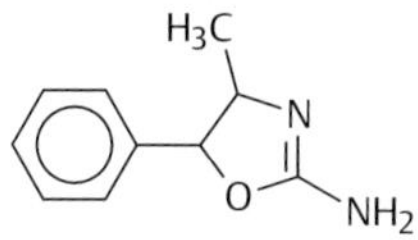

4-Methyl-Aminorex

Anwendungsarten:

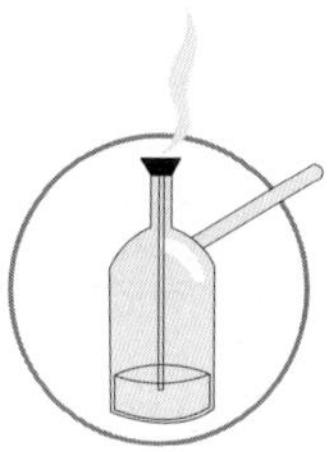

Rauchen

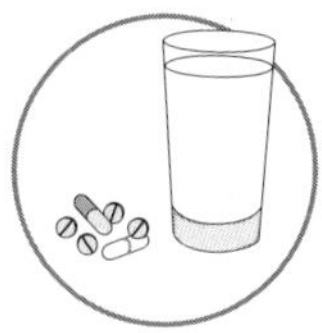

oral

Handelsübliche Formen:

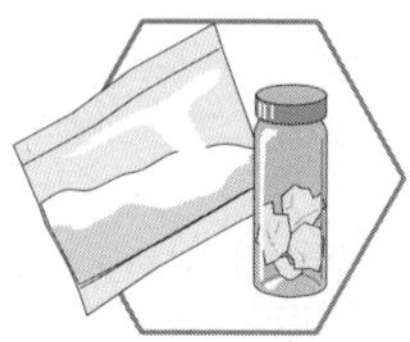

Pulver, Kristalle

Synonyme:

U4Euh, Intellex, Verbosamin, Aminorex, Ice

Substanz

Die Substanz „4-Methyl-Aminorex“ wurde ca. 1963 als Appetithemmer entwickelt und patentiert. Wegen der euphorisierenden Nebenwirkung wurde das Präparat jedoch nie vermarktet. Illegal wird die Substanz als Euphoria, U4Euh, Intellex, Verbosamin, Aminorex oder Ice verkauft. Da rauchbares Methamphetamin auch Ice genannt wird (siehe Kapitel 1, Amphetamine), können leicht Verwechslungen entstehen.

Euphoria ist eine der selteneren Drogen, die Nachfrage nimmt allerdings zu, da berichtet wird, dass die Droge die intellektuellen Fähigkeiten steigert (sogenannte „smart drugs“) und das Schlafbedürfnis damit zeitweise umgangen werden kann. Als „Leistungsdroge“ soll Euphoria effektiver als Amphetamin sein, da Fehlhandlungen und Verwirrtheit (dosisabhängig!) seltener vorkommen.

Der Name „Ice“ beschreibt das Aussehen. Euphoria ist in Form von milchigen bis klaren Kristallen auf dem Markt, die teilweise in großen Stücken verkauft werden (rocks oder Steine). Bedingt durch den niedrigen Schmelzpunkt ist es schwer, andere Substanzen unauffällig zum Vermischen oder zum Strecken hinzuzufügen, wie es bei Kokain und Heroin üblich ist.

1986 wurde Euphoria zusammen mit LSD von vielen Besuchern einer größeren Musikveranstaltung in den USA eingenommen. Da diese Kombination als unangenehm empfunden wurde und zu Aggressivität führte, hatte Euphoria anfangs einen schlechten Ruf. Langsam änderte sich die allgemeine Einstellung, und heute ist die Substanz wieder relativ begehrt, aber nicht allzu verbreitet. 1987 wurde Ice oder Euphoria in den USA als illegal erklärt, nachdem einige größere, illegale Laboratorien entdeckt wurden, die hauptsächlich diese Droge herstellten.

Anwendungsweise

Die orale Einnahme ist seltener als das Rauchen, da Euphoria in Form von Kristallen verkauft wird und die geringen Mengen ohne eine Laborwaage schwer zu schätzen sind. Dank dem niedrigen Schmelzpunkt wird Euphoria gerne auf Aluminiumfolie erhitzt und die Dämpfe mit einem Strohhalm aufgesaugt. Verunreinigungen können so auch schnell entdeckt werden, da diese meist einen höheren Schmelzpunkt haben und somit als Reste an der Aluminiumfolie kleben bleiben. Durch das Rauchen kann die Wirkung auch besser gesteuert werden als durch die orale Einnahme. Erfahrene Euphoriabenutzer verwenden kleine Glaspfeifen wie beim DMT- und Crackrauchen.

Wirkung

Beim Rauchen von ca. 10 mg tritt Wohlbefinden und eine stimulierende und aufputschende Wirkung für 4–6 Stunden ein. Viele Benutzer haben den Eindruck, dass sie intelligenter werden und schwere Probleme unter Euphoriaeinfluß besser lösen oder analysieren können. Zudem wird berichtet, dass monotone Arbeitsaufgaben leichter zu erledigen sind und nicht als so belastend empfunden werden. Ab ca. 50 mg tritt zusätzlich eine Euphorie ein und die körperliche Müdigkeit wird so stark verdrängt, dass Schlafen nicht mehr möglich ist. Bei diesen höheren Dosierungen ist eine präzise und sorgfältige Aufgabenerledigung nicht mehr gut durchführbar. Die Konsumenten haben eher das Bedürfnis, ununterbrochen zu reden oder immer neue Unternehmungen anzufangen. Eine zielgerichtete Konzentration auf eine Aufgabe ist schwierig bis hin zu unmöglich.

Dieser Zustand kann durch weitere Einnahmen mehrere Tage lang aufrechterhalten werden, bis die physiologischen Funktionen so gestört sind, dass eine Drogenpause notwendig wird. Gelegentlich werden Barbiturate als Schlafmittel eingenommen, um wenigstens einige Stunden schlafen und damit den dauerhaften Konsum von Euphoria länger durchhalten zu können. Mindestens ein Todesfall ist auf Grund länger andauernden Euphoriagebrauchs bekannt.

Körperliche Wirkung: Als häufige Nebenwirkungen werden Durchfall, Mundtrockenheit und ein übler Mund- und Körpergeruch erwähnt. Eine körperliche Gewöhnung tritt schnell ein, so dass der Benutzer bei fortwährendem Gebrauch immer höhere Dosierungen benötigt. Diese Toleranz wird durch eine „Drogenpause“ wieder abgebaut. Eine physische Abhängigkeit ist noch nicht dokumentiert worden, wäre jedoch aufgrund der Substanzeigenschaften bei entsprechenden Personen zu erwarten.

Herstellung

Die professionelle Herstellung nutzt ein Phenylpropanolamin und Cyanbromid für die Herstellung von Euphoria. Die hieraus resultierende Menge erlaubt einen erheblichen Profit auf dem Schwarzmarkt.

Um die Schwierigkeiten, spezielle Chemikalien zu erhalten, zu umgehen, wird Euphoria auch aus rezeptfreien Tabletten hergestellt. Der Wirkstoff Phenylpropanolamin wird mit Methanol aus den entsprechenden Tabletten gelöst und als Salz gewonnen. Anschließend wird Cyanbromid (auch einfach herstellbar) hinzugefügt und Euphoria als Reaktionsprodukt gewonnen. Die Herstellung ist einfach, wird aber in Europa seltener durchgeführt.

Drogenscreening-Untersuchungen

Zu dieser Substanz ist mir nichts bekannt. Es ist mir ebenfalls nicht bekannt, ob Euphoria ein falsch positives Ergebnis bei Amphetaminen oder Phenetylaminen wie MDMA, 2C-B usw. bei Schnelltests hervorrufen kann.

Zusätzliches

Teilweise wird Euphoria durch seine Kristallform (rocks, Steine) als besonders reines Methamphetamin verkauft, da Amphetamine besser bekannt und verbreitet sind. Ein Gramm Euphoria kostet ca. DM 150,-.

Fliegenpilz (*Amanita muscaria*)

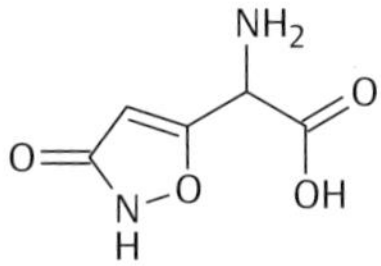

Ibotensäure

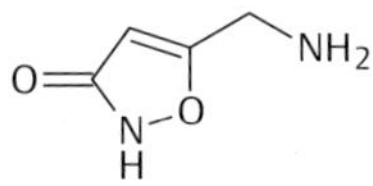

Muscimol

Anwendungsarten:

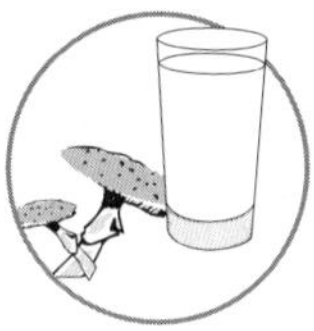

oral

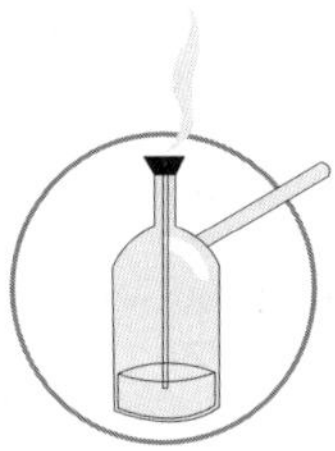

Rauchen

Handelsübliche Formen:

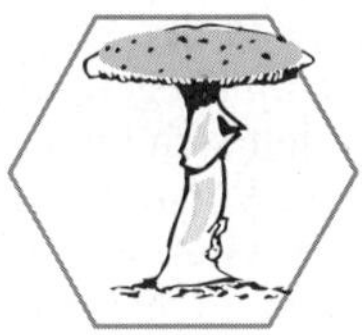

Pflanzenteile

Synonyme:

keine

Substanz

Der Fliegenpilz (*Amanita muscaria*) ist ein heimischer Nadel- und Laubwaldpilz, der einen charakteristischen roten Hut mit punktförmigen weißen Resten der Eihülle hat. Er kann bis zu 25 cm hoch und der Hut 20 cm im Durchmesser groß werden und er erscheint in Europa von Juli bis November. Er lebt symbiotisch mit Birken und Fichten. Der Fliegenpilz ist der traditionelle Zauberpilz der sibirischen Schamanen und wahrscheinlich eine der ältesten psychoaktiven Substanzen, die in Europa und Asien benutzt wurden. Schamanen verwenden den Pilz, um in eine hellseherische Trance zu fallen und ihre shamanischen Heilkräfte mobilisieren zu können. Durch prägnantes und optisch ansprechendes Aussehen ist er reichlich in Märchen und in der Kunst präsent, so dass die meisten Menschen in Europa und Nordasien ihn erkennen.

Es wird vermutet, dass der Fliegenpilz mit Wein im antiken Griechenland eingenommen wurde. Die alten Ägypter kannten den Pilz unter dem Namen „Rabenbrot", eine Bezeichnung, die auch aus dem Skandinavischen/Germanischen Kulturgut stammen könnte (Die Raben von Odin/Wotan: Hugin und Mumin.

Den Namen Fliegenpilz hat der Pilz wahrscheinlich durch seine weißen Punkte erhalten oder durch die Tatsache, dass manche unter *Amanita*-Einfluss das Gefühl haben, fliegen zu können. Als Fliegenvertilgungsmittel ist der Fliegenpilz nicht brauchbar. Milchauszüge vom Pilz betäuben zwar Fliegen, sie erholen sich jedoch rasch und fliegen anschließend munter davon.

Lange Zeit wurde vermutet, dass der Hauptwirkstoff vom Fliegenpilz Muscarin sei (daher der Name *muscaria*). Erst vor ca. 30 Jahren konnten die Chemiker Eugster in der Schweiz und Takemoto in Japan beweisen, dass die Wirkstoffe im Fliegenpilz Ibotensäure und Muscimol sind. Beim Trocknen verwandelt sich Ibotensäure in Muscimol.

Erstaunlicherweise ist die Vorstellung, dass der Fliegenpilz tödlich oder stark giftig ist, sehr verbreitet. Eigentlich ist der Fliegenpilz gar nicht so giftig und wird sogar in manchen Gegenden (Alpenländer, Rußland, Japan) als köstliche Speise gereicht.

Anwendungsweise

Die Pilze können frisch oder getrocknet oral eingenommen werden. Getrocknete Pilze können in Alkohol oder Wasser gelegt werden, um als Auszug getrunken zu werden. Manche Nutzer mischen getrocknete Pilzkörper mit Tabak oder Cannabis zum Rauchen, um die psychoaktive Wirkung besser steuern zu können. Hierbei soll der Fliegenpilz sogar ein Austrocknen der Schleimhäute verhindern, was häufig bei sonstigen Rauchmischungen auftritt.

Bei der oralen Anwendung ist Vorsicht bei der Dosierung geboten. Die tödliche Dosis soll um 100 g Frischpilz liegen. Empfohlen wird daher, erst ein Viertel eines Pilzes einzunehmen und erst nach zwei Stunden eine höhere Dosis. Die psychoaktive Dosis ist sowohl vom einzelnen Pilz als auch von der individuellen Empfindlichkeit abhängig. Insgesamt machen Fliegenpilzvergiftungen nur 1–3 Prozent der gesamten Pilzvergiftungen aus. Todesfälle sind überhaupt nicht bekannt.

Wenn Fliegenpilze nur als Lebensmittel benutzt werden sollen, müssen sie einige Stunden in Wasser liegen, damit sich die psychoaktiven Stoffe mit dem Wasser lösen und entfernt werden können.

Wirkung

Nach 1/2 bis 1 1/2 Stunden beginnt der Rausch, meist mit einer Erhöhung der Sinneswahrnehmungen. Sowohl akustische als auch optische Wahrnehmungen werden erst als verstärkt, später und bei höheren Dosierungen auch als verzerrt und in ihrer Größe verändert erlebt. Auch über eine erhöhte körperliche Empfindsamkeit wird berichtet, weshalb niedrig dosierte Fliegenpilz-Einnahmen auch als Aphrodisiakum wirken und verwendet werden.

Nach 2–3 Stunden ist der Rausch voll ausgeprägt. Es tritt eine starke Müdigkeit auf und der Betroffene gerät meist in einen dösigen Zustand, aus dem er ab und zu aufwacht und sich an lebhafte Träume erinnert. Bei höheren Dosierungen wechseln sich Phasen von Tiefschlaf und Erregung mit körperlichen Expressionen innerer Erlebnisse ab. Nach Abklingen der Hauptwirkung hat der Benutzer von höheren Dosierungen Schwierigkeiten, sich an das Erlebte zu erinnern. Die Erinnerungslücken sind jedoch nicht so stark ausgeprägt wie bei den Nachtschattengewächsen (siehe Kapitel 8, Engelstrompete).

Manche Menschen nehmen abends niedrige Dosierungen als volkstümliche „Orakel-Medizin“ ein und berichten am nächsten Morgen über ihre Träume.

Da hochdosierte Fliegenpilz-Einnahmen körperlich unangenehm bis schädlich sein können und der Rausch durch die plötzlichen, körperlichen Ausbrüche schwer zu handhaben ist – sowohl medizinisch als auch zwischenmenschlich – sollte der Fliegenpilz mit großem Respekt gehandhabt werden. Delirante Zustände, die zwei bis drei Tage anhalten, können auftreten.

Körperliche Wirkung: Bei einer psychoaktiven, oralen Einnahme muss der Benutzer fast immer erbrechen. Der Brechreiz kommt plötzlich und ist kaum zu beherrschen. Gerüchte, dass Wasserauszüge oder Trocknen von Pilzen diesen Brechreiz mildern könnten, sind nicht reproduzierbar. Trotz des Erbrechens tritt bald darauf die psychische Wirkung ein.

Weitere körperliche Wirkungen sind Gangunsicherheit und Muskellähmungen.

Herstellung

Es ist bis dato nicht gelungen, den Fliegenpilz zu züchten. Er wächst nur wild, dafür ist er weltweit verbreitet. Muscarin kann als isolierter Wirkstoff chemisch hergestellt werden, durch die sehr niedrige Konzentration im Fliegenpilz ist es jedoch kaum alleine am psychischen Erscheinungsbild beteiligt.

Drogenscreening-Untersuchungen

Fliegenpilz wird nicht in Drogenscreening-Untersuchungen überprüft.

Zusätzliches

Es ist nicht unwahrscheinlich dass die verbreitete Meinung von der tödlichen Giftigkeit des Fliegenpilzes einen Mythos darstellt, der es den Kundigen in der Vergangenheit erlaubte, ausreichend Pilze für sich zu finden. Bevor Alkohol in Russland verbreitet wurde, war der Fliegenpilz das einzige bekannte Mittel für Schamanen, einen pharmakologisch induzierten Trancezustand zu erreichen. Dies sollte jedoch normale Menschen nicht zu dem Glauben verleiten, dass die Einnahme von Fliegenpilzen einen Schamanen ausmacht.

Fliegenpilze werden getrocknet über einige ethnobotanische Versandfirmen verkauft. Auf dem Schwarzmarkt ist die Substanz (noch) nicht verbreitet.

GHB

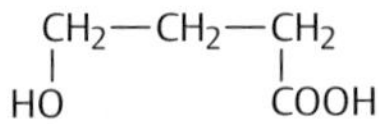

Gamma-Hydroxybutyrat (GHB)

Anwendungsarten:

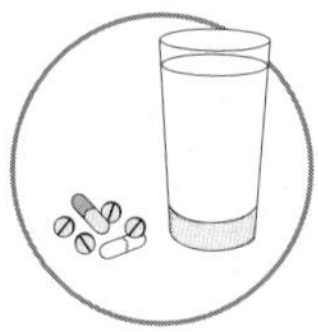

oral

Handelsübliche Formen:

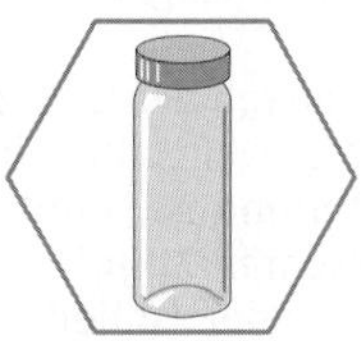

Flüssigkeit

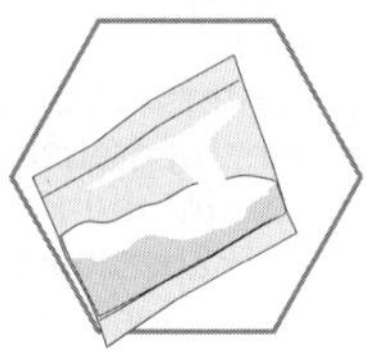

Pulver

Synonyme:

Liquid Ecstasy, Gamma, flüssiges Ecstasy

Substanz

GHB (Gamma-Hydroxybutyrat) wurde 1961 von Dr. Wermuth und Dr. Laborit in Frankreich entdeckt und als schnell wirksames Antidepressivum untersucht. Es wurde aber letztendlich wegen unerwünschter Nebenwirkungen als Medikament abgelehnt. Die Substanz wurde später in jeder Zelle des menschlichen Körpers gefunden und auch ihre Rolle als Neurotransmitter wurde diskutiert. In Europa wurde GHB als Medikament gegen Schlaflosigkeit und Alkoholabhängigkeit verwendet sowie kurze Zeit als Narkosemittel und kontraktionsförderndes Mittel bei Geburten eingesetzt. Gegenwärtig besteht in Deutschland nur eine pharmazeutische Zulassung für GHB als Narkosemittel (Somsanit®).

GHB war in vieler Hinsicht als Antidepressivum interessant. Untersuchungen zeigten, dass eine antidepressive Wirkung, im Gegensatz zu den gängigen Antidepressiva, schneller eintrat. Angstzustände und gedankliche Einengungen verschwanden rasch und die Versuchspersonen berichteten über eine „sozialisierende" Wirkung. Sie fanden es wieder angenehm, unter Menschen zu sein, und suchten Kontakt.

In den 80er Jahren wurden große Mengen GHB als Aufbausubstanz für Bodybuilder in Reformhäusern und Gesundheitsgeschäften verkauft. GHB stimuliert wirkungsvoll Wachstumshormone, wodurch größere Muskelmassen leichter aufzubauen sind und der Fettstoffwechsel günstig beeinflusst wird.

1990 wurde der rezeptfreie Verkauf von GHB in den USA verboten. Die Entscheidung beruhte auf einem wissenschaftlichen Artikel, der auf die „erhebliche Gefahr" von GHB hinwies. Fälle von Missbrauch aufgrund der euphorisierenden Wirkung wurden beschrieben, weiterhin wurden Krampfanfälle, Übelkeit und Bewusstlosigkeit als Nebenwirkungen aufgelistet.

Seit 1997 unterliegt GHB in einigen Staaten der USA (z. B. Florida) der „schedule one"-Begrenzung. Das heißt, die Substanz wird juristisch als Droge wie Heroin und Kokain betrachtet und ist somit verboten. In Europa wird das Präparat weiterhin in beschränktem Umfang als Medikament verkauft, der freiverkäufliche Handel ist jedoch erheblich eingeschränkt worden. Der Besitz von GHB ist nicht verboten, lediglich der Verkauf für den menschlichen Konsum.

Illegal wird GHB unter den verschiedensten Namen verkauft: Liquid E (flüssiges Ecstasy), Liquid X und Gamma. Der Name „flüssiges Ecstasy" wurde wahrscheinlich benutzt, um die Popularitätswelle von Ecstasy auszunutzen. GHB hat jedoch von der Wirkung her keine Ähnlichkeiten mit MDMA, sondern wirkt eher wie Alkohol oder Beruhigungsmittel. Die Nachfrage hält sich deshalb in Diskotheken noch in Grenzen.

Anwendungsweise

Meist wird GHB illegal als Flüssigkeit in kleineren Flaschen verkauft. Je nach Konzentration sollte 5–10 ml Flüssigkeit für eine Einzeldosis ausreichen. Die Flüssigkeit ist farblos, geruchlos und schmeckt deutlich salzig. Schlecht hergestelltes GHB schmeckt zudem seifig. GHB in Pulverform kann auch als Tablette oder Kapsel eingenommen werden. Intranasaler oder intravenöser Gebrauch (außer als Narkosemittel) ist nicht üblich. Eine Einzeldosierung liegt zwischen 3/4 und 2 g.

Wirkung

Die euphorisierende Dosis liegt bei 1–2 g. Bei dieser Dosierung fühlt sich der Benutzer ausgeglichen, euphorisch und etwas berauscht. Sinneseindrücke werden verstärkt, ein erhöhtes Kontaktbedürfnis entsteht und eine stärkere körperliche Sensibilität ist zu beobachten. Der Rausch erinnert an einen Champagner-Rausch und führt auch nach einiger Zeit zu einer angenehmen Müdigkeit. Manche Benutzer beschreiben eine verbesserte sexuelle Leistungskraft, weshalb die Substanz auch als Aphrodisiakum angeboten wurde.

Die Wirkungsdauer entspricht derjenigen von Alkohol. Als Anästhetikum wurden erwachsenen Personen 4–5 g intravenös gegeben. Zu bedenken ist, dass die Menge, die zur Bewusstlosigkeit führt, bei verschiedenen Personen stark variiert. Bereits bei leichten Überdosierungen tritt eine schlagartige Sedierung ein, die zu Bewusstlosigkeit führen kann.

Die Rauschwirkung klingt langsam ab und hinterlässt meist eine leichte Müdigkeit. Einen Kater am „Tag danach" erzeugt GHB nicht. Eine körperliche Abhängigkeit ist nicht bekannt. Es wird jedoch immer öfter von einer psychischen Abhängigkeit berichtet, wenn Benutzer GHB regelmäßig in niedriger Dosierung einnehmen (3–4 Mal pro Tag).

Körperliche Wirkung: Nach fünf bis zwanzig Minuten wird die motorische Koordination beeinträchtigt. Kopfschmerzen, Übelkeit und Erbrechen können auftreten, insbesondere bei höheren Dosierungen. Der Herzschlag nimmt ab und der Blutdruck senkt sich bei einigen Benutzern. Unwillkürliche, wiederholte Muskelzuckungen der Arme und Beine, die auftreten können, sind als eine Art Krampfanfälle beschrieben worden. Als Anästhetikum wird GHB deshalb selten ohne zusätzliches anti-epileptisches Mittel gegeben. In Kombination mit anderen Substanzen (wie z. B. Alkohol) werden die unangenehmen und teilweise lebensgefährlichen Nebenwirkungen verstärkt und unberechenbarer.

Bei sehr hohen Dosierungen wirkt GHB hemmend auf die Herzaktivität und das Atemzentrum. Bewusstlosigkeit, Gedächtnisstörungen und epileptische Anfälle kommen vor. Eine bewusstlose GHB-intoxikierte Person erholt sich jedoch meistens ohne Schädigung von selbst. Bei hohen Überdosierungen bedarf der Betroffene einer notärztlichen Versorgung, um ein Herz-Kreislauf-Versagen mit tödlichem Ausgang zu vermeiden.

Herstellung

Die Herstellung ist einfach und noch nicht illegal. Die Benutzung und der Besitz sind ebenfalls nicht illegal, jedoch der Verkauf ohne entsprechende Zulassung.

Gammabutyrolacton wird in einem Gefäß erhitzt, Natriumhydroxid wird langsam zugeführt und aufgelöst. Durch eine pH-Messung kann die Reaktion kontrolliert werden. Das Salz bildet sich im pH-neutralen Bereich. Das Endprodukt ist eine 50-prozentige Lösung von Wasser und GHB. Butyrolacton kann auch benutzt werden. Einige Firmen verkaufen vollständige Sets zur Herstellung von GHB, um das eigentliche Verkaufsverbot von GHB zu umgehen.

Drogenscreening-Untersuchungen

GHB wird nicht in Drogenscreening-Untersuchungen erfasst. GHB wird im Körper vollständig in Kohlendioxid und Wasser metabolisiert. Nach 4–5 Stunden ist ein Nachweis im Urin nicht mehr möglich.

Zusätzliches

GHB kostet ca. DM 30,- pro Gramm. Durch den Verkauf von flüssigen Lösungen ist die genaue Wirkstoffmenge für den Käufer schwer zu erkennen. Da die Wirkung jedoch eher an einen Alkoholrausch oder die Auswirkung von Beruhigungsmitteln erinnert, fühlen sich die meisten Käufer betrogen, wenn sie eine MDMA-ähnliche Wirkung erwartet haben. Hier ist die Gefahr am größten, dass mehr GHB, bis zur Überdosierung, eingenommen wird oder dass ein zusätzliches Präparat nachträglich eingenommen wird, was zu gefährlichen Wechselwirkungen führen kann.

Heroin

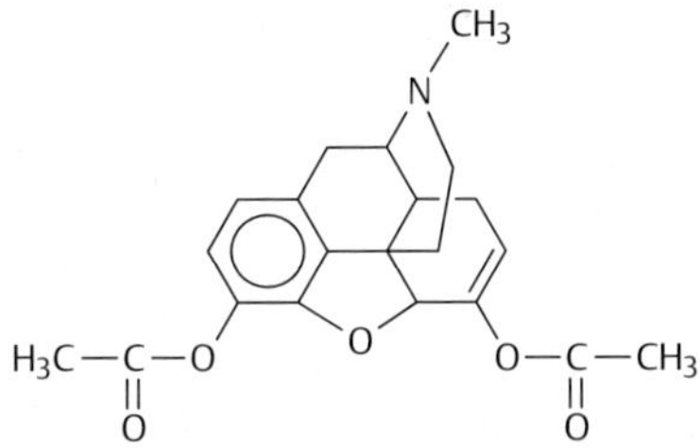

Diacetylmorphin (Heroin)

Anwendungsarten:

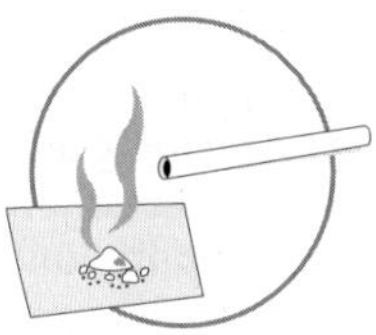

Rauchen

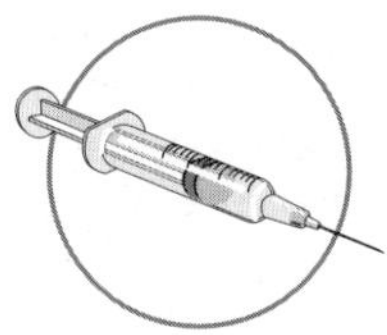

intravenös

Handelsübliche Formen:

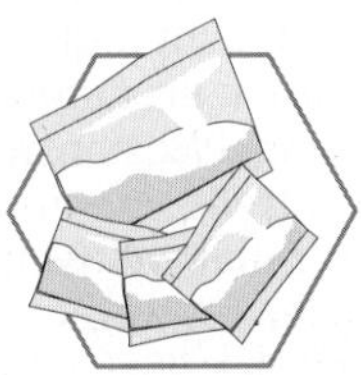

Pulver, Granulat

Synonyme:

Gift, H (engl. „Aitsch"), Stoff, Teer, Hong-Kong-Rocks

Substanz

Aus praktischen Gründen werden die Kapitel über Heroin, synthetische Opioide und Opium getrennt. Synthetische Opioide werden in Kapitel 19 beschrieben, Opium und Morphin in Kapitel 20.

Diacetylmorphin wurde erstmals 1874 von einem englischen Chemiker auf der Suche nach einem Schmerzmittel auf Morphinbasis ohne Abhängigkeitspotential hergestellt. 1898 begann die kommerzielle Produktion von Diacetylmorphin durch die deutsche Pharmafirma Bayer unter dem Handelsnamen Heroin. Das Medikament wurde in der Werbekampagne als ein hervorragendes, nicht suchterzeugendes Mittel gegen Erkrankungen der Luftwege bei Kindern und Erwachsenen gepriesen. Zu dieser Zeit hatte Morphin bereits durch die bekannt gewordene Abhängigkeitserzeugung einen schlechten Ruf bekommen, war jedoch als Schmerz- und Hustenmittel weiterhin unabkömmlich (Tuberkulose-Zeiten).

1906 empfahl die „American Medical Association" offiziell die ärztliche Benutzung von Heroin statt Morphin. Erst ca. 15 Jahre später, 1920, wurde zugegeben, dass auch Heroin Abhängigkeit hervorruft – und zwar eine stärkere als die durch Morphin. Einige Jahre später unterlag Heroin bereits strikten internationalen Import- und Exportregulierungen. Heute wird Heroin nur in wenigen Ländern als Arzneimittel benutzt (z. B. in Großbritannien).

Während des Vietnamkrieges wurde hauptsächlich für die amerikanischen Soldaten vom Chiu-Chau-Syndikat in Hongkong das „Heroin No. 4" hergestellt und verbreitet. Unterschiedliche Schätzungen ergaben, dass damals ca. 10–15 Prozent der Amerikaner in Vietnam gegen Ende des Krieges heroinabhängig waren.

Es folgten Heroinproduktionen und -exporte aus China, der Türkei, Mexiko, Thailand und Burma. Bis dato wird das meiste illegal verkaufte Heroin in der Türkei, Iran, Pakistan, Mittelamerika und im „Goldenen Dreieck" unter der Kontrolle von unterschiedlichen paramilitärischen Syndikaten hergestellt und weltweit weiterverkauft.

„Heroin No. 4" war ein feines, weißes, kristallines Pulver zum intravenösen Gebrauch. Anfang der 70er Jahre begann die Herstellung von „Heroin No. 3", ebenfalls ein kristallines Pulver, jedoch eher zum Rauchen geeignet. Dieses Heroin war am weitesten verbreitet, als die Nachfrage in den USA und Europa in den 70er und 80er Jahren anstieg.

Seit Mitte der 80er Jahre erfährt Heroin als Partydroge in etablierten Kreisen eine neue Popularitätswelle. Heute wird Heroin von ca. 80 Prozent der Benutzer geraucht oder gesnieft und nur gelegentlich oral eingenommen. Die intravenösen Anwender, die Heroin täglich in größeren Mengen konsumieren (Junkies), gehören zur Minorität der Heroinbenutzer.

„Heroin No. 4“ wurde früher als „China White“ verkauft, wobei der Name später für synthetische Fentanylderivate benutzt wurde. Die verheerenden Folgen dieser Verwechslung werden im Kapitel 19 (synthetische Opioide) beschrieben. Straßenheroin ist weiß bis beige gefärbt, kristallin, geruchlos und schmeckt bitter und unangenehm. „Hongkong Rocks“ ist ein weiß-bräunliches Heroingranulat mit leichtem Essiggeruch (Essigsäurederivate werden benötigt, um Morphin in Heroin umzuwandeln). Heroin wird auch als „Teer“ verkauft. Diese schwärzliche und stark nach Essig riechende Zubereitung stellt meistens eine einfachere Acetylierung von Opiumrohmasse dar und enthält somit eine große Menge weiterer Alkaloide und Beiprodukte.

Anwendungsweise

Heroin (Farbtafel III, Abb. 6) kann oral, intranasal, intravenös eingenommen und geraucht werden. Oral eingenommen entfaltet sich die Wirkung sehr langsam und wenig intensiv, diese Anwendungsart spielt daher bei dieser Substanz eine geringe Rolle. Das Verfahren bei der intranasalen Benutzung ist im Kapitel 14 (Kokain) beschrieben worden.

Meistens wird Heroin geraucht („chasing the dragon“). Hierbei wird das Pulver auf ein Blatt Aluminium gelegt und von unten langsam erhitzt. Nachdem die Verschnittstoffe mit niedrigerem Siedepunkt verdampft sind, wird das Aluminiumblatt langsam gekippt und die entweichenden Heroindämpfe mit einem Rohr eingesaugt. Die Wirkung kann hierdurch relativ gut gesteuert werden und wird auch bei intravenösen Benutzern nach Abstinenzphasen (Entgiftungsbehandlungen) angewandt, um nicht versehentlich eine Überdosierung durch die erhöhte Opiatempfindlichkeit zu riskieren. Bei vernachlässigter Körperhygiene fallen Heroinraucher durch schwarz belegte Zähne auf, die auf das Rauchkondensat zurückzuführen sind.

Die stärkste Wirkung entfaltet Heroin jedoch durch die intravenöse Injektion. Bei dieser Applikation wird das Injektionswasser mit Heroin kurz aufgekocht. Anschließend wird die Flüssigkeit durch ein Zigarettenfilterstück oder Watte grob filtriert mit der Spritze aufgesaugt. Da die Rauschwirkung sekundenschnell eintritt, muss die Injektion rasch erfolgen. Bei der intravenösen Injektion ist eine versehentliche Überdosierung bei unbekanntem Reinheitsgrad des Heroins (meist zwischen 5–30 Prozent) möglich. Auch erzeugen die Verschnittstoffe in der Blutbahn erhebliche Nebenwirkungen (Abszesse, Hautausschläge, Embolien, Endocarditis, Fieber).

Eine Möglichkeit, dies zu umgehen, ist die Extraktion von Heroin aus dem gekauften Gemisch. Hierbei wird das als Heroin gekaufte Pulver mit 28 Prozent Salzsäure angefeuchtet und mit destilliertem Wasser vermischt. Die ersten unlöslichen Verschnittstoffe fallen hierbei aus. Das Wassergemisch wird dann mit Ammoniak tropfenweise behandelt, wonach die Lösung milchig wird. Durch Zugabe von Lösungsmitteln wie Äthylether lösen sich die Alkaloide im Lösungsmittel und die anderen wasserlöslichen Verschnittstoffe können mit der Wasserphase entfernt werden. Durch eine erneute Beimischung von salzsaurem Wasser können die Alkaloide nunmehr als Salzlösung aus dem Lösungsmittel herausgelöst werden. Fettlösliche Verschnittstoffe und basische Reste bleiben im Lösungsmittel und werden entfernt. Durch Zugabe von Bikarbonat fallen die Heroinkristalle aus dem Wasser, können getrocknet werden und stellen das gereinigte Heroin dar.

Das oben genannte Reinigungsverfahren wird jedoch praktisch von erfahrenen Heroinabhängigen nie genutzt, sondern das gekaufte Heroingemisch wird direkt intravenös gespritzt. Auch die meisten Maßnahmen zur Desinfektion, medizinische Vorsichtsmaßnahmen etc. werden selten konsequent umgesetzt. Statt dessen wird immer wieder beobachtet, dass viele abhängige Heroinbenutzer sich mehr Sorgen darüber machen, wie das Heroin in den Körper kommt, als darüber, welche gesundheitlichen Gefahren dadurch entstehen. Bei gelegentlichen Heroinbenutzern ist dies seltener der Fall: Hier wird peinlich genau auf eigene Injektions-"Bestecke", ausreichende Desinfektion und Injektionstechnik geachtet.

Die Dosierung für eine ausreichende Wirkung variiert stark, je nachdem, ob Heroin als Reinsubstanz oder als kommerzieller Verschnitt gemessen wird. Reines Heroin entfaltet seine vollständige Wirkung bei 2,0 bis 10 mg (entspricht 100 bis 300 mg Straßenverschnitt). Aufgrund der unbekannten Verschnittverhältnisse kann man Dosierungen in der Praxis meist nur durch Erfahrung einschätzen. Bei häufigerem Konsum tritt eine Gewöhnung ein, wobei immer größere Mengen benötigt und eingenommen werden müssen. Tägliche Dosierungen von 1–5 g Straßenverschnitt sind daher nicht selten; diese Dosierung würde bei Erst- oder Gelegenheits-Benutzern zu einem sofortigen Atemstillstand führen.

Wirkung

**„The child is grown
the dream is gone
and I have become
comfortably numb.“**
R. Waters, Pink Floyd

Die Wirkung von Heroin ist vielfältig, jedoch weniger von äußeren Umgebungseinflüssen (wie z. B. bei Halluzinogenen), sondern eher von persönlichen Bedürfnissen geprägt. Heroin kann beruhigend, inspirierend, harmonisierend und stimulierend erlebt werden. Nach dem anfänglichen Rush (rasche Anflutung mit überwältigender Wirkung), wobei meist über große Euphorie, intensives Wohlbefinden, Schweregefühl, vollständige Sorglosigkeit und ein starkes Lustempfinden berichtet wird, tritt ein länger andauernder Zustand von erfüllter Zufriedenheit ein. Hierbei ist der Benutzer meist schläfrig, nickt häufig ein und versinkt in einen angenehmen Traumzustand, der kurzfristig mit der Realität verwechselt werden kann. Eigentliche Halluzinationen sind nicht festzustellen, sondern eher ein lebhaftes, tagträumerisches Versinken.

Manche Benutzer wirken eher aufgekratzt und unternehmungslustig, reden schnell und laut und können stundenlange Begeisterung für die trivialsten Tätigkeiten empfinden. Hierbei wird die Effizienz jedoch durch das unkonzentrierte Denken vermindert, so dass die eigentliche Tätigkeitsleistung gering bleibt. Konzentration, Aufmerksamkeit und Urteilsvermögen können erheblich nachlassen. Insbesondere verschwinden Sorgen und Ängste, wobei Entscheidungen getroffen werden können, die normalerweise durch Hemmungen verhindert worden wären. Manche haben das Gefühl, über allen alltäglichen Problemen zu stehen oder sie gar gelöst zu haben.

Körperliche Wirkung: Insbesondere bei den ersten Einnahmen treten häufig Übelkeit, Mundtrockenheit, Kreislaufstörungen (Blutdruckminderung, Pulsverlangsamung) und Unwohlsein auf. Schwallartiges Erbrechen kommt häufiger vor, wird jedoch von einigen Benutzern als angenehm empfunden. Der Stoffwechsel vermindert sich, die Atmung wird langsamer, der Appetit nimmt ab und die nachlassende Darmmotorik erzeugt Verstopfung. Die Pupillen werden deutlich verengt, manchmal bis auf Stecknadelgröße. Das sexuelle Verlangen nimmt bei verzögertem Orgasmusaufbau ab. Bei fortgeschrittenem Gebrauch kann das sexuelle Verlangen verdrängt werden. Ebenso wird die Menstruation bei regelmäßigem Heroingenuss unregelmäßig oder bleibt ganz aus.

Durch die schmerzstillende Wirkung wird die Atemwegsirritation beim Heroinrauchen während des Rausches nicht wahrgenommen. Regelmäßiger Gebrauch kann auch dazu führen, dass fortgeschrittene Karies der Zähne nicht wahrgenommen und erst im Entzug festgestellt wird.

Weitere körperliche Komplikationen durch intravenösen Gebrauch unter septischen Bedingungen sind Infektionen mit Hepatitisviren, HIV (insbesondere bei Nadeltausch unter den Benutzern) und bakterielle Entzündungen der Herzklappen (Endokarditis). Lokale bakterielle Entzündungen erzeugen eitergefüllte Schwellungen am Injektionsort (Abszesse), die chirurgisch entleert werden müssen. Die narbige Heilung kann bei den Heroinbenutzern erhebliche, dauerhafte Schädigungen und Funktionsstörungen der Extremitäten mit sich bringen.

Bei Abhängigkeit von der Substanz lassen die euphorisierenden Wirkungen nach und der Benutzer braucht die Droge in zunehmenden Mengen, um sich überhaupt „normal" zu fühlen. Die Substanzeinnahme zielt nicht mehr auf ein Rauscherlebnis ab, sondern auf die Aufrechterhaltung eines „Normalzustandes".

Überdosierung: Bei einer Überdosierung schreitet die Bewusstlosigkeit rasch bis zum Koma voran, während die Atmung und die Herzleistung sich bis zum Stillstand verlangsamen. Stärkste Schmerzreize können den Betroffenen nicht mehr wecken, Schutzreflexe fallen aus und der Tod tritt meist schon nach einigen Minuten durch Sauerstoffmangel ein.

Die Pupillenreaktion kann in diesem Zustand nicht überprüft werden, da sie maximal verengt sind und nicht auf Licht reagieren. Die Haut ist kalt, feucht und zyanotisch (bläulich verfärbt). Die notwendigen, lebensrettenden Maßnahmen werden im Kapitel 26 (Notmaßnahmen) besprochen.

Opiatabhängigkeit: Eine pharmakologisch schädliche, körperliche Wirkung, wie bei Alkohol, Nikotin etc., ist interessanterweise bei Heroin nicht nachweisbar. Wenn der Heroinabhängige ausreichende Mengen reines Heroin einnehmen kann, sollten theoretisch keine weiteren Schädigungen als die körperliche Abhängigkeit auftreten. Inwiefern diese Abhängigkeit bei unbegrenztem Zugang zu Heroin zu Persönlichkeitsveränderungen und -störungen führt, ist nicht bekannt. In der Realität stellt jedoch die suchterzeugende Wirkung in Kombination mit der Illegalität der Substanz für den Heroinbenutzer ein gravierendes Problem dar.

Die Abhängigkeit mit der damit verbundenen Kriminalität, Gesundheitsgefährdung und dem sozialem Abbau wird von den Benutzern unterschiedlich erlebt. Manche stört nur die Tatsache, dass sie einem „gleichgültigen Meister" dienen müssen, andere leiden intensiv unter der Tatsache, Heroin um jeden Preis einnehmen zu müssen, um in ihrem Alltagsleben einigermaßen normal funktionieren zu können.

Heroin gehört zusammen mit Nikotin und Crack zu den Mitteln, die sehr abhängigkeitserzeugend sind. Es entsteht sowohl eine psychische als auch eine körperliche Abhängigkeit. Angaben, wie häufig oder in welchen Mengen Heroin eingenommen werden muss, bis sich eine Abhängigkeit mit Entzugssymptomen entwickelt, können nicht gemacht werden; mit an Sicherheit grenzender Wahrscheinlichkeit wird es von individuellen Faktoren, wie bei der Alkoholabhängigkeit, beeinflusst.

Das Entzugssyndrom stellt sich bei fehlender Heroineinnahme mit Unwohlsein, Unruhe, Reizbarkeit und Schwächegefühlen ein. Darauf folgen körperliche Entzugssymptome, die an eine Grippe erinnern: Muskelschmerzen, Tränenfluss, Schnupfen und Niesen, Gänsehaut, Fieber und Schlafstörungen. Eine stationäre Entzugsbehandlung ist weniger wegen möglicher körperlicher Komplikationen (wie bei herz- und nierenkranken Heroinabhängigen) notwendig, sondern vielmehr, um die quälende Symptomatik ohne Rückfälligkeit durchzustehen.

Das Syndrom beginnt ca. 6–8 Stunden nach der letzten Opiateinnahme, erreicht am zweiten oder dritten Tag einen Höhepunkt und klingt nach 7–10 Tagen ganz ab. Hiermit ist der körperliche Entzug überstanden. Es bleibt jedoch monatelang, teilweise lebenslänglich, ein intensiver psychischer Suchtdruck mit Verlangen nach der Substanz, was häufig zu Rückfällen führt. Dieser Suchtdruck wird von vielen Abhängigen unterschätzt.

Dauer und Schwere des Entzugssyndroms sind auch von den benutzten Opiaten abhängig. Kurzwirksame synthetische Opiate wie Pethidin erzeugen einen schnelleren Entzugseintritt, werden intensiver erlebt und sind auch schneller vorbei. Bei Methadon beginnt es meist erst nach 1–3 Tagen und dauert ca. 10–14 Tage.

Herstellung

Die Herstellung ist sehr einfach und erfordert keine schwer erhältlichen Chemikalien. Meist wird die Acetylierung in großem Umfang in Laboratorien außerhalb der Opiumplantagen durchgeführt. Eine Umwandlung des Rohopiums oder Morphins in Heroin ist auch für Amateure in kleineren Mengen leicht möglich, wird jedoch selten durchgeführt. Das Verfahren entspricht der bereits geschilderten Reinigung von Straßenheroin mit einer zusätzlichen Acetylierung. Der größte Teil des illegal verbreiteten Opiums wird in den Herstellungsländern in Heroin umgewandelt, da reines Heroin leichter zu schmuggeln ist als Opium oder Morphin.

Die Opiumrohmasse wird mit Wasser vermischt, das Morphin als Wasserlösung herausgelöst und als Ausgangssubstanz für die weitere

Heroinherstellung benutzt. Zu der Morphinwasserlösung wird Schwefelsäure hinzugefügt, wobei Kristalle ausfallen. Diese werden herausfiltriert und mit einer wässrigen Ammoniaklösung in ihren basischen Zustand überführt. Diese Mischung wird sodann mit Essigsäureanhydrid behandelt. Anschließend wird das Erzeugnis mit Ether vermischt. Hierdurch geht die Heroinbase in das organische Lösungsmittel über und die wässrige Lösung kann verworfen werden. Mit Salzsäure versetzt fällt das Diacethylmorphium aus der Etherlösung heraus und wird getrocknet. Dieser Reinigungsvorgang nutzt die Tatsache, dass Diacethylmorphium als Base in Wasser unlöslich, aber als Salz gut löslich ist.

Drogenscreening-Untersuchungen

Heroin oder Opiate können 2–4 Tage nach dem letzten Konsum nachgewiesen werden und gehören als Opioide zu den routinemäßig untersuchten Substanzen in den meisten Schnelltests. Da manche quantitative Tests sehr empfindlich sind, reicht die Einnahme von mehreren Mohnkuchenstücken, um ein entsprechend (falsch) positives Ergebnis zu erhalten. Mohnkuchen enthalten keine psychoaktiven Opioide, jedoch Inhaltsstoffe, die vortäuschen, dass psychoaktive Opioide eingenommen worden sind.

Zudem unterscheiden sich viele Schnelltests in ihren Schwellenwerten zum Nachweis von Opiaten. Bei unklaren Fällen sollte daher immer eine quantitative Laboruntersuchung erfolgen. Mit GC/MS läßt sich leicht nachweisen, welches Opiat eingenommen worden ist, da typische Abbauprodukte zu erkennen sind.

Zusätzliches

Heroin kostet ca. DM 50,- bis DM 200,- pro Gramm. Üblicherweise wird die Substanz in kleinen, gefalteten „Briefchen“ à 0,1 bis 1 g verkauft. Des häufigeren werden von substituierten Abhängigen rezeptierte Ersatzmedikamente wie Methadon und Codein verkauft, um weiterhin kleinere Mengen Heroin und die damit verbundenen Rauscherlebnisse zu bekommen. Die Ersatzmedikamente werden wiederum von anderen Abhängigen als Heroinersatz eingenommen, um Entzugserscheinungen bei mangelndem Zugang zu Heroin zu mildern.

Ketamin

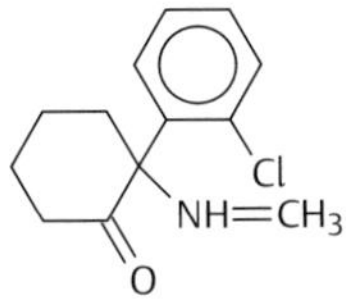

2-(2-Chlorphenyl)-2-(Methylamino)-Cyclohexanon (Ketamin)

Anwendungsarten:

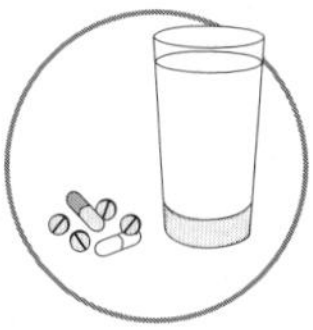

oral

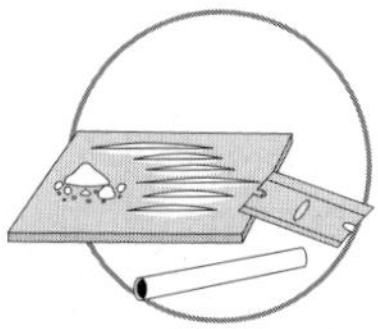

intranasal

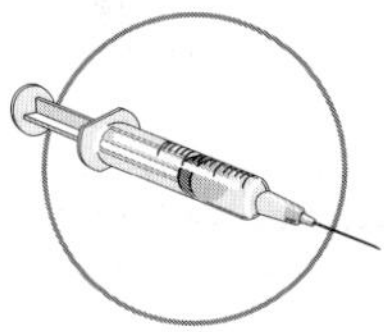

intramuskulär

Handelsübliche Formen:

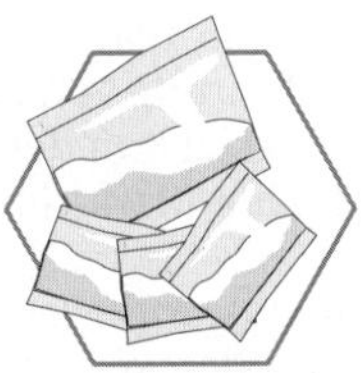

Pulver

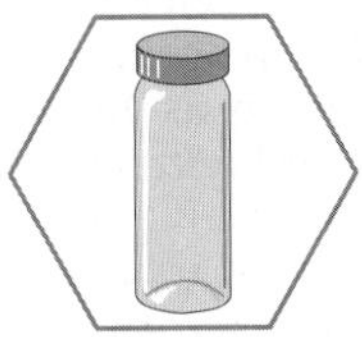

Lösung

Synonyme:

Special K, Vitamin K, Ket, synthetisches Kokain

Substanz

Ketamin gehört zusammen mit PCP, Dextromethorphan (Inhaltsstoff in einigen Hustensaftpräparaten) und Lachgas zu den NMDA-Antagonisten. Sie blockieren in unterschiedlichem Grad den N-Methyl-D-Aspartat-Rezeptor im Gehirn. Hierdurch können einige der bizarren psychischen Wirkungen erklärt werden, allerdings nicht alle.

Ketamin wurde als Kurzzeitnarkotikum und Anästhetikum pharmazeutisch hergestellt. Die Suche nach anästhetisch wirksamen Phencyclidinen führte in den 60er Jahren zur Entwicklung von Ketamin und PCP (Angeldust, siehe Kapitel 21). Ketamin wurde 1965 von der University of Michigan eingeführt, die Firma Parke-Davis übernahm die kommerzielle Herstellung und den Vertrieb als Narkosemittel in der Human- und der Veterinärmedizin. Die Vorteile bestanden in einer Narkose ohne Schmerzempfinden bei vorhandenen Schutzreflexen wie Schlucken und Husten. Dadurch konnten kleinere chirurgische Eingriffe ohne Intubation und künstliche Beatmung erfolgen.

Nach einiger Zeit beschwerten sich Patienten über alptraumähnliche Erlebnisse beim Aufwachen aus der Narkose. Viele verweigerten aufgrund dieser Erfahrungen eine weitere Ketaminnarkose. Es stellte sich heraus, dass das Präparat „dissoziative" Erlebnisse erzeugt. Hierbei erlebt der Betroffene Träume, Halluzinationen oder verzerrte Umweltreize, als wäre er von seinem Körper (und teilweise seinem persönlichen Bewusstsein) getrennt. Es folgte bald die Empfehlung, Ketamin hauptsächlich bei Kindern und älteren Menschen einzusetzen, da bei diesen Personen weniger derartige Nebenwirkungen auftraten.

Ketamin ist heute noch ein legales, rezeptpflichtiges Anästhetikum. Anfängliche Bewusstseinsexperimente mit Ketamin waren zuerst Kuriositäten. Sie wurden z. B. durch Dr. John Lilly und andere Forscher in den 70er Jahren durchgeführt. Erst die Einführung von Ketamin in den 80er und 90er Jahren als Vitamin K oder Special K in der Techno-Szene führte zu einer Verbreitung auf dem illegalen Markt für psychoaktive Substanzen.

Hier wurde Ketamin als Reinkarnationsdroge verbreitet. Die Erlebnisse erlauben einen Austritt sowohl aus den körperlichen Empfindungen als auch aus den persönlichen psychologischen Vorstellungen und Funktionsmechanismen. Die „Rückkehr" beim abklingenden Rausch wird von vielen als analytisches Werkzeug benutzt, um sich selbst und die eigenen neurotischen Komponenten besser zu verstehen. Inwieweit die in der Techno-Szene verwendeten Schnuller, Crash-Test-Dummys und Barbie-Puppen mit diesen Erlebnissen verbunden sind, ist heute nicht mehr eindeutig zu belegen.

Ketamin wird gegenwärtig von mehreren Forschergruppen in den USA und in Russland auch als psychotherapeutisches Arzneimittel in der Behandlung von Alkoholikern erforscht. In den USA scheint eine missbräuchliche Anwendung von Ketamin weiter verbreitet zu sein als in Europa. Wiederholt wird aus den USA berichtet, dass einzelne Personen eine starke psychische Abhängigkeit entwickeln und nach dem Absetzen von Ketamin unter längerandauernden Gedächtnisstörungen, desorganisiertem Verhalten und Konzentrationsminderungen leiden.

Die von Dr. Olney beschriebenen Hirnschädigungen durch dissoziative Substanzen (Olney-Läsionen) treffen sowohl bei Ketamin, PCP als auch bei Lachgas zu. Dieses Syndrom wird ausführlicher in Kapitel 21 (PCP) beschrieben.

Anwendungsweise

Ketamin wird von den Pharmafirmen als Injektionslösung vertrieben, weshalb sich intravenöse oder intramuskuläre Anwendungen anbieten. Die medizinisch benutzte Dosierung liegt bei 1–2 mg bzw. 3–5 mg/kg Körpergewicht. Bei dieser Dosierung wird eine Bewusstlosigkeit erzeugt. Beim Gebrauch als psychoaktive Substanz wird etwa ein Viertel dieser Dosierung injiziert.

Da viele Benutzer nicht gerne Injektionen durchführen, werden Ketaminlösungen häufig eingetrocknet und das sich herauskristallisierende Pulver gesnieft. Es wird berichtet, dass eine orale Einnahme von Ketaminhydrochlorid eine abgeschwächte, jedoch ausreichende Wirkung ergibt, die Dosierungsangaben schwanken hier jedoch erheblich (zwischen 100–500 mg). Außerdem soll es (sehr selten!) gepresste Ketamin-Tabletten geben, die als MDMA (Ecstasy) verkauft werden.

Wirkung

Unmittelbar nach der intravenösen Injektion setzt eine generelle Schmerzlosigkeit ein. Bei hohen Dosierungen folgt eine ca. 10 Minuten andauernde Bewusstlosigkeit. Der anschließende schläfrige Dämmerzustand kann zwischen 30 Minuten und zwei Stunden lang sein, bei dem dissoziative Erlebnisse häufig sind. Mehrere Stunden nach dem Abklingen des „Rausches" sind allgemeine Schwäche, motorische Koordinationsstörungen und Übelkeit möglich.

Das dissoziative Erleben wird durch eine rückwirkende Gedächtnisstörung vermindert (retrograde Amnesie), meistens kann man sich jedoch teilweise an die beeindruckenden Erlebnisse erinnern. Die Amnesie ist bei hohen Dosierungen stärker ausgeprägt. Durch Umweltgeräusche und forcierte Versuche, den Betroffenen zu wecken, werden weitere Halluzinationen hervorgerufen.

Nach oraler Einnahme werden nach ca. 10–15 Minuten unterschiedliche Körperempfindungen wie Kälte- oder Wärmegefühl, Ohrenklingeln und Kribbeln wahrgenommen. Es folgt rasch eine Phase, in der die Kontrolle über den Körper verloren geht. Stehen und Gehen wird unmöglich, der Betroffene hat das Gefühl, nicht mehr atmen zu können, und es kommt oft zu Angstreaktionen mit der Überzeugung, sterben zu müssen.

Danach folgen Erlebnisse, die schwer greifbar sind. Manche berichten über Seelenreisen, Nah-Tod-Erlebnisse oder einen vollständigen Zusammenbruch der Welt. Die Umgebung wird unwirklich verzerrt erlebt. Der Betroffene kann Gesprochenes hören und teilweise verstehen, jedoch nicht antworten. Viele haben das Gefühl, gar keinen Körper zu haben und nur als losgelöstes Bewusstsein zu beobachten und zu erleben. Halluzinationen mit starken Farb- und Formveränderungen treten auf, manche glauben in Kontakt mit außerirdischen Wesen zu stehen oder selbst unwirkliche Roboter zu sein. Der Rausch kann an die Ich-auflösenden Erlebnisse erinnern, die bei hohen Dosierungen von LSD eintreten und sind entsprechend erschreckend für unerfahrene Benutzer.

Zusammenfassend wird das dissoziative Erlebnis weder als angenehm noch als unangenehm empfunden, manche sind jedoch davon so fasziniert, dass sie immer wieder Ketamin einnehmen wollen. Es wird sowohl über Toleranzbildung berichtet, wobei 5- bis 10-fache Dosierungen eingenommen werden müssen, als auch über Persönlichkeitsveränderungen mit Fehlhandlungen und psychischer Abhängigkeit nach längerem Gebrauch. Eine körperliche Abhängigkeit mit Entzugssymptomen ist noch nicht beobachtet worden. Die Möglichkeit von hirnorganischen Schädigungen (Olney-Läsionen) bei häufigem Gebrauch muss noch weiter beobachtet, bzw. untersucht werden.

Körperliche Wirkung: Mittelweite Pupillen und erhöhter Speichelfluss bei Teilnahmslosigkeit oder Bewusstlosigkeit. Trotz Erhalt der Schutzreflexe kann es zu Todesfällen durch Ersticken an Speichel oder Erbrochenem kommen. Die Schmerzlosigkeit hält einige Stunden an und kann zu unbemerkten Verletzungen führen.

Herstellung

Da die pharmazeutische Produktion anscheinend auch für den Schwarzmarktbedarf ausreicht, ist die Amateurherstellung nicht verbreitet. Allenfalls wird die einprozentige bzw. fünfprozentige Lösung eingetrocknet, um das kristalline Pulver zu erhalten. Ketamin ist sowohl als Arzneimittel in der Veterinärmedizin als auch als freiverkäufliche Substanz bei einigen internationalen Chemiefirmen zu erhalten.

Drogenscreening-Untersuchungen

Ketamin wird nur auf Sonderanforderung untersucht, da es sich eher um ein pharmazeutisches Produkt als um eine Droge im üblichen Sinne handelt. Die Einnahme sollte 2–4 Tage später noch nachweisbar sein. Es ist bekannt, dass die Einnahme von Ketamin zu falsch positiven Drogenscreen-Untersuchungen von PCP (Angeldust) führen kann.

Zusätzliches

Aufgrund der Empfindlichkeit gegen Außenreize im halluzinatorischen Zustand sind erhebliche Zwischenfälle bei Techno-Partys beobachtet worden. Versehentliche Einnahmen von Special K statt, wie erwartet, MDMA bei intensivster Sinnesreizung (z. B. bei Tanzveranstaltungen) kann bei vielen zu Krampfanfällen, Bewusstlosigkeit und katatonen Zustandsbildern führen. Da die Konsumenten selten selbst unterscheiden können, welche Substanz in einer illegal erworbenen Tablette vorhanden ist, können sowohl für den Benutzer als auch für den professionellen Helfer unvorhersehbare Reaktionen auftreten, die beängstigend wirken. Eine Einzeldosis Ketamin kostet auf dem Schwarzmarkt DM 30,- bis DM 50,-.

Kokain

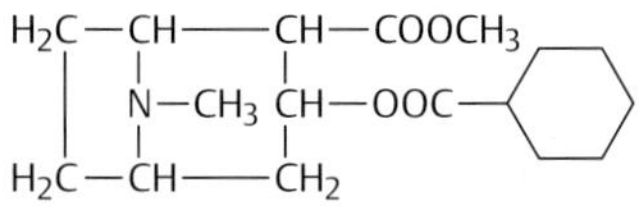

Methyl-Benzoyl-Ecgonine (Kokain)

Anwendungsarten:

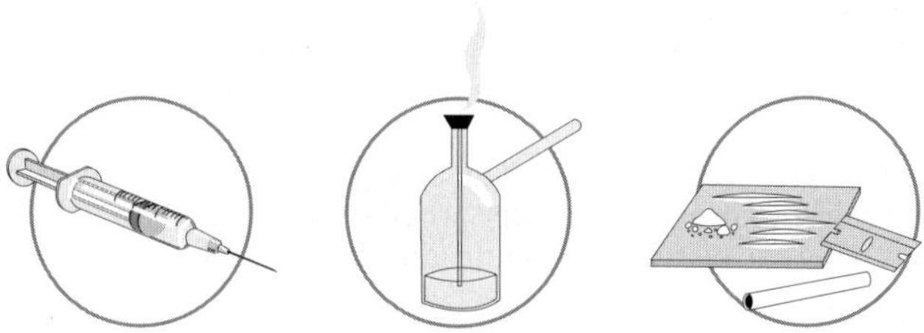

intravenös | Rauchen | intranasal

Handelsübliche Formen:

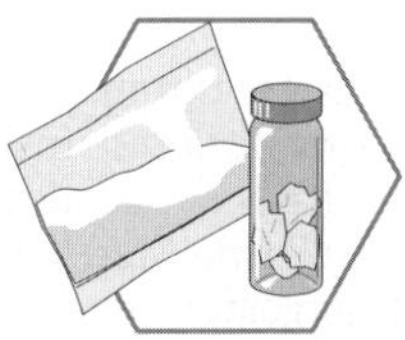

Pulver, Kristalle

Synonyme:

Koks, (Anden-)Schnee, Puder, Coke, crack, rocks

Substanz

Kokain wird aus den Blättern des Kokastrauches *Erythroxylon coca* (Huanaco-Kokasorte) und *Erythroxylon novogranatensis* (Trujillo-Kokasorte) gewonnen. Es wird angenommen, dass der Kokastrauch seit mindestens 2500 v. Chr. in Peru als Kulturpflanze angebaut wird (archäologische Funde bei Huaca Prieta). Alle prä-kolumbianischen Kulturen in den Anden haben Beweise hinterlassen, dass sie mit dem Gebrauch von Kokablättern vertraut waren.

Da die katholische Kirche ein Problem bei der Verbreitung ihrer Lehren in der Kokapflanze sah, wurde sie nach einem Kirchenkonzil 1569 als satanisch bezeichnet. Dies war der Beginn der europäischen Drogeninquisition. Nachdem die Spanier jedoch erkannten, welcher Profit mit den Eingeborenen durch den Kokahandel gemacht und welche Arbeitssteigerung bei den Indio-Arbeitern hiermit erzielt werden konnte, wurde das Verbot rasch in einen organisierten Kokahandel umgewandelt.

So wurde Kokablätterkauen zu einem weit verbreiteten Stimulans für die meisten körperlich schwer arbeitenden Menschen in Peru und Bolivien. Hierbei werden bis heute die Blätter zerkleinert, mit einer Prise Kalkpulver vermischt und nach dem Kauen zwischen Zähnen und Wange ein paar Stunden stillgehalten oder gelutscht.

Neuere Erkenntnisse weisen darauf hin, dass diese Kaumischung kaum stimulierende Alkaloide sondern eher Substanzen freisetzt, die das Sauerstoffdefizit in großen Höhen und den Glukosespiegel regulieren. Durch das Kauen von Kokablättern ist es nicht möglich, eine psychoaktive Dosis Kokain zu absorbieren. Die stimulierende und leistungsfördernde Wirkung von Kokakauen muß somit durch andere Wirkprinzipien erklärt werden.

1859 gelang es Albert Niemann in der Göttinger Universität, die einzelnen Alkaloide in Koka zu isolieren, insbesondere die Hauptkomponente Kokain. Einige Jahre nach der Entdeckung des Alkaloids wurde 1862 erstmals Kokain von der Firma Merck als „Cocainum hydrochloricum" in größeren Mengen hergestellt und verkauft.

Vassili von Anrep von der Universität in Würzburg soll 1880 als erster die schmerzstillende Wirkung von Kokain entdeckt haben. Später hat ein Freund von Dr. Sigmund Freud, Karl Koller, Kokain als Lokalanästhetikum bei Augenoperationen genutzt. Mehrere medizinische Bereiche konnten revolutionierende Fortschritte durch die schmerzstillende Wirkung von Kokain machen, wie z. B. die Zahnmedizin, die Ophthalmologie, Gynäkologie und die Chirurgie. Es wurden hunderte von pharmazeutische Spezialitäten mit Kokain als Hauptwirkstoff vermarktet.

Rasch folgte die Nutzung von Kokain als Stimulans und als Zusatzstoff in Erfrischungsgetränken (Vin Mariani, Coca-Cola). Während der 23

Jahre der Vermarktung von „Vin Mariani" erhielt es sogar ausdrückliches Lob vom damaligen Papst. Als 1887 Dr. Smyth Pemberton aus Atlanta die Verkaufsrechte von Coca-Cola erwarb, begann eine enorme weltweite Verbreitung von Kokain-Erfrischungsgetränken. Der Name Coca-Cola stammt von den damaligen Hauptwirkstoffen des Getränkes: Coca (Kokain) und Cola (Koffein aus der Cola-Pflanze). Erst 1903 musste die Firma wegen Gesetzesänderungen in den USA das Kokain aus ihrem Getränk entfernen. Bis heute jedoch enthält Coca-Cola nicht-psychoaktive Extrakte aus der Kokapflanze.

Dr. Sigmund Freud empfahl Kokain bei Zuständen körperlicher und geistiger Erschöpfung, bei Melancholie und katatonem Stupor sowie gegen Alkohol- und Morphinabhängigkeit. Der Begründer der Psychoanalyse wurde rasch selbst von Kokain psychisch abhängig und empfahl die Substanz großzügig an Patienten und Bekannte gegen allerhand Leiden und Sorgen. Erst ca. 20 Jahre später wurde die Kokainabhängigkeit akzeptiert und diskutiert. Kokain blieb jedoch eine sehr begehrte illegale Droge, insbesondere in den USA.

Kokain liegt chemisch gesehen als Hydrochlorid-Salz vor und ist somit schlecht rauchbar. Die Zubereitung **Crack** (Farbtafel III, Abb. 5) kam daher wegen zwei Eigenschaften in den Handel. Einerseits ist die basische Zubereitung gut rauchbar, andererseits bedarf es weniger Kokain, um ausreichende Mengen für ein Rauscherlebnis herzustellen. Crack wird sehr häufig in ärmeren Großstadtgebieten, insbesondere in den USA, konsumiert. Die Verkaufsmengen übertrafen schon bald die von reinem Kokain.

Die Herstellung ist denkbar einfach. Entweder wird Kokain mit Wasser vermischt, mit Ammoniak versetzt und dann mit Ether extrahiert. Oder noch einfacher und häufiger: Kokain wird mit Backpulver in Wasser vermischt, das Wasser wird anschließend verdunstet. Hierdurch entstehen weiß-gelblich gefärbte Kristalle oder Steine (rocks), die in kleinen Behältern verkauft werden.

Das Rauchen von Crack verlangt besondere Pfeifen, um nicht heißes Crack in die Lungen zu inhalieren. Meist werden speziell angefertigte Glaspfeifen benutzt, die mit Gasbrenner oder Feuerzeug indirekt oder direkt erwärmt werden. Die Suchtgefahr gegenüber Kokain soll beim Benutzen von Crack erhöht sein. Häufig werden toxische Lungenödeme und Lungenschädigungen nach dem Crackrauchen gemeldet. Ob dies durch die Substanz oder die Rauchtechnik hervorgerufen wird, ist noch unklar.

Anwendungsweise

Das kristalline Pulver (Farbtafel II, Abb. 3) wird meist durch ein Rohr intranasal geschnupft. Ungefähr. 60 Prozent der Kokainkonsumenten benutzen diese Anwendungsform. Hierbei wird das Pulver auf einer glatten Oberfläche als Linie angehäuft. Das Saugrohr wird in ein Nasenloch eingeführt, während das andere zugehalten wird. Sodann wird das Kokain durch ein tiefes und langes Ansaugen in die obere Nasenhöhle inhaliert. Dieses Verfahren bedarf einiger Übung und Utensilien, die der Kostbarkeit der Droge entsprechend imposant sind (Dosierungslöffel aus Gold, zusammengerollte Banknoten als Saugrohr, exklusive Aufbewahrungsbehälter, etc.).

Eine andere Anwendungsart ist das intravenöse oder subkutane Spritzen. Hierbei wird der Rausch schneller und intensiver erlebt, klingt jedoch auch schneller ab als beim Sniefen. Hinzugefügte Mittel zum Strecken des Kokains können bei dieser Anwendungsform besonders unangenehme Nebenwirkungen hervorrufen, weshalb das Sniefen als „sicherer" gilt. Gelegentlich wird Kokain mit Heroin vermischt (Speedball), um die Wirkung der Mittel zu verstärken.

Kokain kann natürlich über alle Schleimhäute absorbiert werden. Das Einreiben von Mundschleimhäuten oder Genital- und Analschleimhäuten kommt auch vor, ist jedoch seltener.

Wirkung

„Half a man is twice as much,
when he's on the line"
Bryan Ferry

Geschnupftes Kokain führt unmittelbar zu einem kalten, tauben Gefühl in der Nase und im Rachen. Die Atmung wird beschleunigt und die Pulsfrequenz erhöht. Die Pupillen werden größer. Etwas später folgt die erwünschte psychische Wirkung, das Gefühl, leistungsfähiger, stärker und intelligenter zu sein. Die Stimmung ist gehoben, der Antrieb gesteigert. Alltägliche Probleme treten in den Hintergrund. Das Denken wird beschleunigt und reich an Assoziationen. Viele haben das Gefühl, sonst schwer lösbare Probleme während des Rausches klar durchdenken zu können.

Das soziale Kontaktverhalten ändert sich ebenfalls. Der Kokainberauschte ist weniger gehemmt, wirkt ansteckend enthusiastisch und direkter im Umgang. Insbesondere sexuelle Hemmungen entfallen, bei erhöhter Libido und verzögertem Eintritt des Orgasmus, weshalb der Droge auch aphrodisierende Eigenschaften zugeschrieben werden.

Einfache Halluzinationen, vor allem kribbelnde Hautempfindungen, sind nicht selten. Bei manchen Menschen wird das aggressive Agieren ausgeprägter. Bedenklich ist dies deshalb, weil das Urteilsvermögen abnimmt und die physische Stärke und Ausdauer gleichzeitig zunehmen.

Bei geringen Konsummengen, wie z. B. 60–100 mg als Einzeldosis, mit einigen Tagen Abstinenz dazwischen, sind kaum Nebenwirkungen zu verzeichnen, außer eine erhöhten Erschöpfung am „Tag danach". Bei täglichem Konsum müssen häufigere und größere Mengen Kokain konsumiert werden, wobei das Rauscherlebnis und die Nebenwirkungen sich verändern, in Korrelation zu der psychischen Abhängigkeit.

Nach etwa 20–60 Minuten ist das euphorische Stadium vorüber und der Rausch klingt langsam ab. In diesem Zustand beziehen die chronischen Konsumenten Dinge und Ereignisse der Umgebung in einer negativen, belastenden und ängstlichen Stimmung auf sich. Illusionäre Verkennungen und das Erleben, im Mittelpunkt eines oft unheimlichen Geschehens zu stehen, kommen häufig vor. Das selbstbezogene Denken und Erleben, bei weiterhin gesteigertem Antrieb und Betriebsamkeit, steht im Vordergrund. In dieser Phase sind akustische Halluzinationen in Form von drohenden und beschimpfenden Stimmen bekannt geworden. Paranoide Reaktionen sind häufig.

Nach dem Rauschstadium folgt das depressive Stadium. Der abgeklungene Kokainrausch ist durch Müdigkeit, Erschöpfung und eine depressive Verstimmung gekennzeichnet. Trotz der Müdigkeit besteht kein eigentliches Schlafbedürfnis. Allmählich kommt es zu Schuldgefühlen, Selbstwertschwankungen und dem starken Bedürfnis, die Droge erneut einzunehmen. Eine erhöhte Suizidgefährdung wird beschrieben, da die Rückkehr in die Normalität unerträglich erscheint.

Bei zu hohen Einnahmemengen kommt es statt zu einer Antriebssteigerung eher zu einer Sedierung. Zerebrale Krampfanfälle können eintreten und die ängstlich-paranoiden Wahnstimmungen und Halluzinationen nehmen überhand. Quälende halluzinatorische Körperempfindungen (Tiere unter der Haut, Glasscherben, Würmer und Bakterien) sind häufig.

Der chronische Gebrauch führt zu einer Abnahme des Körpergewichts (Fotomodell-Droge) und der Sexualität und zur Vernachlässigung der Körperpflege. Die entzündlichen Verätzungen der Nasenscheidewand werden meistens, auch nach Perforation der Knorpelwand, von den Betroffenen kaum wahrgenommen, da die ständige Substanzzufuhr gleichzeitig eine Betäubung der Schleimhäute bewirkt.

Krampfanfälle, Psychosen, Leberschädigungen (fettige Degeneration, Transaminasenerhöhung) und eine ausgeprägte psychische Abhängigkeit zählen zu den schwereren Langzeitfolgen. Es kommt nicht zu *körperlichen* Entzugssymptomen wie bei der Heroinabhängigkeit, dafür wird durch die Antriebsschwäche und die depressive Verstimmung bei Kokainabhängigen die *psychische* Abhängigkeit um so größer. Die Betroffenen fühlen sich erst dann einigermaßen gut, wenn sie wieder im Kokainrausch sind.

Die erstmals 1887 beschriebene Kokainpsychose ist in ihrer Natur sowohl dem Alkoholdelirium als auch der Schizophrenie ähnlich. Taktile Halluzinationen, Bewusstseinstrübungen, Unruhe, Wahnerlebnisse und angsterfüllte optische und akustische Halluzinationen treten unabhängig von der Kokaineinnahme auf. Die Behandlung entspricht derjenigen der paranoid-halluzinatorischen Schizophrenie.

Herstellung

Erst 1923 gelang die Vollsynthese von Kokain. Dieser Syntheseweg ist im Grunde bis heute nicht verbessert worden. Da die Suche nach den notwendigen Chemikalien für illegale Hersteller meistens unangenehme Nachfragen mit sich bringt, und die Extraktion aus den Kokablättern so einfach ist, ist die vollsynthetische Herstellung kaum existent. Als „synthetisches Kokain" werden meist Ketamin oder nicht näher definierte Mischerzeugnisse verkauft.

Nachdem den Blättern Natriumkarbonat hinzugefügt wurde, wird zunächst in der Nähe der Plantagen das Alkaloidmaterial aus den getrockneten Blättern mit einem beliebigen organischen Lösungsmittel extrahiert (Ether, Benzin, Kerosin). Aus dem organischen Extrakt wird Kokainsulfat durch Zugabe von Schwefelsäure herauskristallisiert. Das getrocknete Kokainsulfat (ca 0,5 kg aus 100 kg Kokablättern) wird meistens in technisch besser ausgerüstete (und geschützte!) illegale Laboratorien weitertransportiert.

In den „Kristalllaboren" wird das Sulfat mit Kaliumpermanganat (von der einheimischen Bevölkerung für Fußbäder benutzt) und Ammoniak versetzt. Nach einer weiteren Behandlung mit Aceton, Salzsäure und Alkohol kristallisieren sich die Kokainhydrochlorid-Kristalle heraus.

Je häufiger das Kokain in der Dealerkette weitergereicht wird, desto mehr wird es verdünnt (gestreckt) und zu höheren Preisen weiterverkauft. „Straßenkokain" enthält meist nur 20 Prozent Kokain, der Rest sind Streckmittel wie Procain, Mannitol, Laktose oder gelegentlich Methamphetamin.

Die Reinheit kann durch die Löslichkeit in Wasser, die Spuren beim Versenken in Wasser, die Verbrennungseigenschaften und den Geschmack geprüft werden. Reines Kokain ist entweder in Form von großen Kristallen oder als weißes Pulver mit sichtbaren Kristallen erhältlich. Es ist geruchlos, schmeckt leicht bitter und betäubt Zunge oder

Zahnfleisch. Bei Procain ist die betäubende Wirkung stärker. Beim Verbrennen hinterlässt Kokain leichte, bernsteinfarbige Spuren; Zucker, Mannitol, Inosit, Kinin und Amphetamine werden schwarz. Salz brennt gar nicht und angeblich soll Procain Blasen werfen. Kokain läßt sich genauso gut in reinem Methanol wie in Wasser auflösen.

Drogenscreening-Untersuchungen

Kokain wird nur zu ca. 1–4 Prozent unverändert über den Urin ausgeschieden. Hauptsächlich wird Kokain in der Leber zu Ecgoninanaloge abgebaut und erst dann ausgeschieden. Der Nachweis ist ca. 2–4 Tage nach dem letzten Konsum möglich. Kokain gehört zu den am häufigsten überprüften Substanzen und ist in vielen Schnelltests vertreten.

Zusätzliches

Eine „Linie" Kokain entspricht ca. 50–100 mg Pulver und ist so groß wie ein Streichholz. Ein chronischer Kokain-Benutzer kann zwischen 500 mg und 1 g reines Kokain pro Tag konsumieren. Ein Gelegenheitsbenutzer wird diese Menge nicht in Wochen konsumieren können. Kokain ist weiter verbreitet als die meisten annehmen. Alle Berufsgruppen sind betroffen, wobei insbesondere Image-Berufe eine regelrechte Subkultur entwickeln (Schauspieler, Models, Manager, Börsenmakler). Die Einnahme von Kokain gehört in manchen Kreisen zum guten Ton, und es wird dabei fast ausschließlich geschnupft. In Südamerika ist die geldbringende Herstellung bzw. der Handel so dominierend und ertragreich, dass politische und juristische Strukturen problemlos manipuliert werden können.

Als Kokain in den 70er Jahren in den USA immer mehr Anhänger gewann, stellten südamerikanische Farmer ihre Agrarproduktion um: 1985 wurden ca. 60 Tonnen reines Kokain allein in den USA illegal konsumiert. Die Kokainzubereitung Crack wurde 1986 von Präsident Reagan als „Staatsfeind Nummer eins" deklariert – drei Milliarden Dollar wurden für die Bekämpfung dieser Droge bereitgestellt. Kokain kostet DM 120.- bis DM 200,- pro Gramm, bei Crack muss man DM 40,- für 1/10 Gramm bezahlen.

Lachgas

$N{\equiv}N{=}O$

Di-Stickstoff-Oxid (N_2O)

Anwendungsarten:

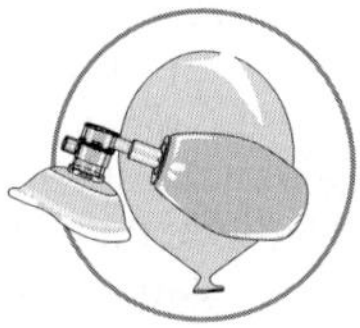

Inhalation

Handelsübliche Formen:

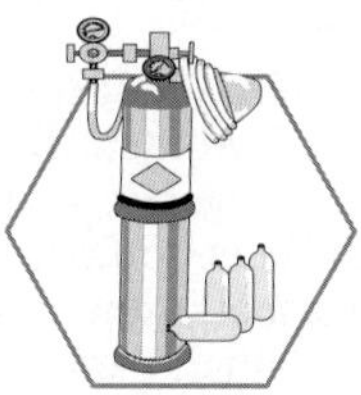

Gasbehälter

Synonyme:

keine

Substanz

Di-Stickstoff-Oxid wurde 1772 entdeckt und zum ersten Mal hergestellthergestellt. Der Entdecker war der englische Beamte und Forscher Joseph Priestley, der auch andere wichtige Gase wie Sauerstoff, Kohlenmonoxid und Schwefeldioxid isoliert und hergestellt hat. Um Di-Stickstoff-Oxid zu gewinnen, erhitzte Priestley Ammoniumnitrat mit Eisenspänen. Anschließend wurde das Gas grob durch Wasser gefiltert, um unerwünschte Nebenprodukte zu entfernen.

Ein gewisser Humphrey Davy vom Pneumatic Institute of Bristol in England experimentierte mit Di-Stickstoff-Oxid und verabreichte das Gas gerne an Besucher des Instituts. Die Reaktionen der Besucher brachte Davy zu der Bezeichnung Lachgas. Etwa 40 Jahre lang wurde Lachgas ausschließlich zur Belustigung bei Shows oder als (weniger bekanntes) Genussmittel eingesetzt.

Erst um 1840 fiel dem Zahnarzt Horace Wells auf, dass sich einige Personen unter Lachgas verletzten, ohne es zu bemerken. Am 11. Dezember 1844 wollte es der Zahnarzt genau wissen. Er lud einen Kollegen ein, ließ sich mit Lachgas betäuben und spürte es kaum, als ihm einer seiner Backenzähne mit der Zange herausgerissen wurde. Nach wiederholtem Erfolg mit Lachgas in seiner Zahnarztpraxis versuchte Wells selbst, eine überzeugende Demonstration in der Harvard Medical School in Boston durchzuführen. Aus einem uns nicht mehr bekannten Grund wurde der Zahnarzt jedoch vom enttäuschten Publikum ausgepfiffen, obwohl der Demonstrationspatient nicht fühlte, dass einer seiner Zähne extrahiert wurde. Drei Jahre später war Wells ruiniert und beging Selbstmord. Zu dieser Zeit war er bereits von Lachgas, Ether und Chloroform abhängig. Erst ca. 150 Jahre später wurde er zum „Entdecker der Anästhesie“ ernannt.

Fünfzehn Jahre nach Wells Selbstmord begann Lachgas in Zahnarztpraxen wieder populär zu werden. Obwohl damals 100 Prozent Lachgas über die Atemmaske gegeben wurde, kam es zu erstaunlich wenig Zwischenfällen durch Sauerstoffmangel. Ein Zahnarzt berichtete über mehr als 120 000 Lachgasnarkosen ohne Komplikationen. Lachgas begann mit den Jahren die damals verbreiteten Narkosemittel Ether und Chloroform zu verdrängen.

Heute werden bei größeren chirurgischen Eingriffen andere Narkosemittel bevorzugt. Da der Patient bereits ein bis zwei Minuten nach einer Lachgasnarkose wieder ansprechbar ist, werden sie weiterhin bei der Geburtshilfe und in Zahnarztpraxen angewandt. Heute wird allerdings eine Mischung aus Lachgas und Sauerstoff gegeben, um die Erstickungsgefahr und eine damit verbundene Hirnschädigung zu vermeiden. Lachgas gilt als ein relativ nebenwirkungsfreies Narkosemittel, wenn es nicht zu häufig eingenommen wird.

Parallel zu der medizinischen Verbreitung von Lachgas traten auch die ersten Fälle von Abhängigkeit auf. Einige Zahnärzte und Mediziner begannen Lachgas suchtartig einzunehmen, manchmal bis zu 100 mal pro Tag. Nachdem Lachgasflaschen nicht mehr frei verkäuflich waren, nahm die Anzahl der Benutzer ab. Eine kleinere Gruppe hat allerdings weiterhin Lachgas zu Genusszwecken inhaliert. So waren mit Lachgas gefüllte Luftballons in den 70er Jahren bei Konzerten populär.

Lachgas wird nicht nur medizinisch verwendet. Die Tatsache, dass das Gas absolut geruch- und geschmacklos ist und sich hervorragend in Fett lösen lässt, hat es zu einem beliebten Zusatz von Sahneprodukten gemacht. Durch das Hineinspritzen von Lachgas in Flüssigsahne entsteht die schaumige Mischung, die wir als Schlagsahne kennen.

Zudem wird Lachgas in einer geringeren Menge auch in der Rennsport-Industrie benutzt, um Hochgeschwindigkeitstreibstoffe noch leistungsfähiger zu machen.

Anwendungsweise

Lachgas wird ausschließlich inhaliert. In den kommerziellen Lachgasdruckbehältern, die für Industrie oder Medizin hergestellt werden, steht Lachgas unter einem Druck, der 50 mal höher ist als der normale atmosphärische. Hierdurch kann ein Teil des Gases in flüssiger Form im Tank vorliegen, obwohl der Kochpunkt bei -89° Celsius liegt. Versuche, dieses Gas direkt aus dem Tank oder nur über einen einfachen Schlauch zum Mund zu führen, haben starke Vereisungsschädigungen von Mund, Gesicht und Lungengewebe zur Folge. Das Einatmen von Lachgas aus Tankbehältern ohne hierfür vorgesehene Druckregler und Atemmasken kann daher lebensgefährlich sein.

Gelegentlich werden Luftballons mit Lachgas gefüllt. So kann eine Einzelperson eine Gasmenge von 1–2 Inhalationen gefahrlos zu sich nehmen. Ballons können allerdings meistens nur 2–3 mal gefüllt werden, anschließend sind die Materialeigenschaften so verändert, dass sie reißen. Diese Form des Konsums ist bei Musikkonzerten oder größeren Partys verbreitet.

Da es in den letzten Jahren schwerer geworden ist, kommerzielle Lachgastanks zu beziehen – in Amerika ist der Gebrauch für Laien sogar illegal – haben viele Benutzer begonnen, die lebensmitteltechnische Lachgasanwendung zu nutzen. Es werden kleine Patronen mit 10 ml für Sahnespritzer verkauft, damit das Lachgas sich mit der frischen, flüssigen Sahne vermischen und der Kunde fertige „geschlagene“ Sahne direkt ausspritzen kann. Sollte der Kunde „vergessen“, flüssige Sahne in den Sahnespritzer zu füllen, wird das Gas beim Einschrauben den Kanister füllen und kann anschließend problemlos in einen Luftballon entleert werden. Eine Gaspatrone reicht für einen Ballon.

Diese Methode findet mehr und mehr Anhänger, da Lachgasmischungen für die Autoindustrie und für Tauchausrüstungen mehr Beimischungen aufweisen und auch schwerer zu erhalten sind.

Beim Inhalieren sollte der Benutzer sitzen oder liegen, da eine rasche Bewusstlosigkeit oder Schwindel sonst zu schweren Verletzungen beim Stürzen führen kann. Auch ist der Gebrauch von Luftballons am ehesten zu empfehlen, da ein Kontrollverlust durch Bewusstlosigkeit allenfalls dazu führt, dass das restliche Gas den Ballon harmlos durch die Gegend flattern lässt. Einige Todesfälle sind bekannt, wo Lachgasbenutzer in luftdichten Räumen oder mit angeschnallten Atemmasken erstickt sind.

Wirkung

Allgemein wird vermutet, dass die Fettlöslichkeit der Substanz die fettreichen Zellmembranen z. B. in Nervenzellen in ihrer Funktion verändert. Hierdurch tritt eine allgemeine Funktionsstörung ein, die von Menschen hauptsächlich als Verminderung des Bewusstseins, Euphorie, Angstminderung und Schmerzlinderung erlebt wird. Zusätzliche Wirkungen wie Übelkeit, Gleichgewichtsstörungen und Kopfschmerzen können ebenfalls festgestellt werden. Letztendlich existieren bis heute keine konkreten Beweise bzw. konkretere Vorstellungen darüber, wie Lachgas die Hirnfunktion des Menschen beeinflusst.

Meistens wird der Zustand als eine Art Trance oder Hypnose erlebt, in der das Bewusstsein entweder auf unwesentliche Dinge eingeengt wird oder stark erweitert die Synthese aller Gegensätzlichkeiten erfasst. Bei niedrigeren Dosierungen wird zwar das meiste in der Umgebung wahrgenommen, allerdings nicht mehr als wichtig oder bedrohlich angesehen. Alles scheint angenehm gleichgültig zu sein.

Da Lachgas sich durch das Lungengewebe extrem schnell im Blut verteilt, tritt die Wirkung einer Inhalation bereits nach einigen Sekunden auf. Meistens werden die Benutzer schlagartig entspannter, lustiger und erleben rauschartige Bewusstseinsveränderungen. Wenn keine weiteren Inhalationen folgen, klingen die psychischen Wirkungen bereits nach wenigen Sekunden oder einigen Minuten wieder ab. Durch den Wunsch, diesen Zustand aufrechtzuerhalten bzw. zu vertiefen, laufen die meisten unwissenden Benutzer Gefahr zu ersticken oder Langzeitschädigungen davonzutragen.

Im intoxikierten Zustand kann das rationale und logische Denken benutzt werden, allerdings ist die Funktionsweise anders als bei nüchternen Personen. Manche haben die Lachgaswirkung wie eine verzerrte

Zenmeditation beschrieben, in der anscheinend tiefsinnige Sätze durch ihre nachträgliche Absurdität eine andere, unerwartete Bedeutung ergaben.

Am berühmtesten ist die Lachgasaussage von William James um 1880: *„There are no differences but differences of degree between different degrees of difference and no difference“* („Es gibt keine anderen Unterschiede als den graduellen Unterschied zwischen unterschiedlichen Graden des Unterschieds und keinem Unterschied“).

Körperliche Wirkung: Solange kein Sauerstoffmangel durch eine zu hoch konzentrierte und zu langandauernde Lachgasinhalation eintritt, hat die Substanz eine erstaunlich geringe körperliche Wirkung. Weder die Herzfunktion noch die Funktionen der inneren Organe werden nennenswert beeinflusst. Lachgas reizt als solches nicht einmal die Luftwege.

Bei wiederholtem Gebrauch kann es zu einer Gewöhnung kommen. Der Benutzer braucht mit der Zeit immer größere Mengen Gas, um dieselbe Wirkung zu erzielen. Sie kann zu einer psychischen Abhängigkeit führen, eine körperliche Abhängigkeit wurde jedoch noch nicht beschrieben.

Eine gravierende Langzeitnebenwirkung bei langanhaltendem Gebrauch von Lachgas ist eine Schädigung der längeren Nervenbahnen (Polyneuropathie). Lachgas zerstört eine Kobaltverbindung in den B12-Vitaminen, so dass die schützenden Hüllen der Nervenzellen nicht mehr korrekt aufgebaut werden können. Zuerst werden Kribbelempfindungen in Händen und Füßen verspürt, später treten Gefühllosigkeit und Gangschwierigkeiten ein. Theoretisch kann diese Schädigung, wenn sie nicht rechtzeitig entdeckt wird, zum Tode führen.

Lachgas sollte nicht bei Schwangeren benutzt werden, da eine schädigende Wirkung auf Ungeborene bekannt ist.

Herstellung

Kommerziell wird Lachgas durch die Erhitzung von Ammoniumnitrat bei 240° Celsius mit anschließender Reinigung durch Wasser hergestellt. Ammoniumnitrat kann sowohl als Düngemittel als auch als Bestandteil einiger Kühlpackungen gekauft werden. „Hobbyhersteller“ vergessen allerdings meistens, dass die Erhitzung von Ammoniumnitrat eine explosive Reaktion erzeugen kann und dass eine unvorsichtige Herstellung leicht größere Mengen Stickstoffoxid und Ammoniakgas gleichzeitig freisetzt.

Da Lachgastanks für Autorennen meist Wasserstoffsulfide enthalten (das Gas, welches für den widerlichen Geruch nach faulen Eiern zuständig ist), wird den meisten Benutzern von diesem Gas sehr schnell übel.

Drogenscreening-Untersuchungen

Lachgas wird nicht in Drogenscreening-Untersuchungen überprüft.

Zusätzliches

Lachgas erlebt immer wieder episodische Popularitätswellen. Gegenwärtig scheint es erneut „populär“ zu werden, Lachgas zu benutzen, gelegentlich sogar in Kombination mit anderen Mitteln. Dadurch können ernsthafte Zwischenfälle auftreten, weil die Wirkung der anderen Rauschmittel (z. B. Alkohol) durch Lachgas verstärkt wird.

Eine Zehnerpackung Lachgaspatronen als Treibmittel für Sahnespritzer kostet ca. DM 10,-. Lachgas ist nicht illegal. Der Handel und Vertrieb verlangt jedoch eine besondere Lizenz.

LSD

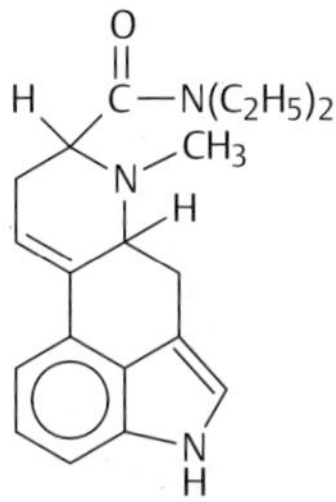

d-Lysergsäure-Diäthylamid (LSD-25)

Anwendungsarten:

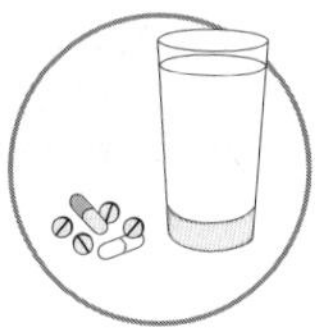

oral

Handelsübliche Formen:

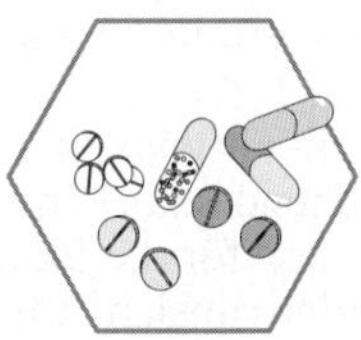

Tabletten, Kapseln

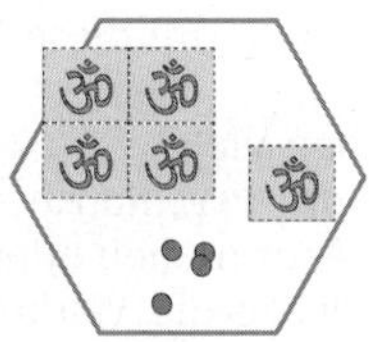

Löschpapier, „Microdots“

Synonyme:

Acid, Säure, Pappen, Trips, Blotters, Blots

Substanz

Auf der Suche nach Mutterkornderivaten, die von medizinischer Bedeutung sein könnten, entwickelte Dr. Albert Hofmann 1938 bei der Firma Sandoz in Basel LSD-25. Es war die 25. Testsubstanz der Mutterkornderivate und versprach durch seine Struktur eine Wirkung als atem- und kreislaufanregendes Mittel. Die anschließenden Tierexperimente waren jedoch in dieser Hinsicht enttäuschend, weshalb von weiteren Untersuchungen abgesehen wurde.

Fünf Jahre später wollte Dr. Hofmann erneut eine kleinere Menge LSD-25 herstellen, da er der Meinung war, man könnte etwas übersehen haben. Bei der Herstellung müssen kleinste Mengen oral oder durch die Atemwege aufgenommen worden sein, da Dr. Hofmann für ein paar Stunden Intoxikationszeichen wie Schwindel, verschwommenes Sehen, Farbillusionen und Konzentrationsstörungen verspürte.

Drei Tage später nahm er eine extrem kleine Menge LSD-25 oral ein (250 µg), um eine eventuelle Wirkung zu beobachten. Damals war die stärkste psychoaktive Substanz Meskalin, bei der psychoaktive Wirkungen ab 100 000 µg zu beobachten waren. Es stellte sich heraus, dass LSD in der Wirkung 4000 mal stärker war und dass 250 µg LSD ausreichend waren, um Dr. Hofmann in einen Zustand zu versetzen, in dem er glaubte zu sterben, wahnsinnig zu werden und sein Bewusstsein aus dem Körper projizieren zu können.

Nie zuvor war ein ähnlich starkes Mittel entdeckt worden und die psychoseähnlichen Symptome bewegten die Firma Sandoz, LSD-25 unter dem Namen Delysid als Forschungssubstanz für Modellpsychosen zur Verfügung zu stellen. Es wurde angeregt, dass Ärzte und Pflegepersonal, die mit schizophren Erkrankten zu tun hatten, die Substanz selbst einnehmen sollten, um diese Bewusstseinszustände besser zu verstehen.

Bald sahen viele ein, dass LSD für die Entwicklung der Psychotherapie und der Psychiatrie so bahnbrechend sein könnte wie Teleskope für die Astronomen oder das Mikroskop für die Biologen. In den 50er Jahren wurde die Wirkung in vielerlei Hinsicht untersucht: als psychotherapeutisches Hilfsmittel, als Behandlungsmittel gegen Depressionen, Schizophrenien und Krebsschmerzen. Auch wurden mehrere unethische Experimente vom amerikanischen Geheimdienst mit nichtsahnenden Bürgern, Gefängnisinsassen und psychisch Kranken durchgeführt (z. B. Projekt MK-ULTRA). Als LSD in den 60er Jahren nicht nur von Forschern, Künstlern und Psychotherapeuten eingenommen wurde, sondern auch auf den Straßen frei verkauft und teilweise verschenkt wurde, begannen sich Zwischenfälle zu häufen, die durch die Medien bekannt wurden. Es wurde von Suiziden, Chromosomschäden, Gehirnschädigungen, Missgeburten, Rückenmarksschwund und schweren Persönlichkeitsstörungen oder Psychosen berichtet. Auch als politisches Mittel nahm LSD an Bedeutung zu. Es wurde propagiert, LSD einzunehmen, sich in das kosmische Bewusstsein einzugliedern und von der Leistungsgesellschaft Abstand zu nehmen („*Turn on, tune in, drop out*" – Dr. Timothy Leary).

1966 wurde LSD illegalisiert, die Verbreitung verminderte sich jedoch kaum. Anfangs war LSD in Ampullen von der Firma Sandoz erhältlich (Pure Sandoz), später wurde LSD auf Zuckerwürfel geträufelt oder in Kapseln oder Tabletten verteilt (Purple Heart, Sunshine). Seit 1976 sind die häufigsten Verkaufsformen kleine Mikrotabletten (Microdots) oder Löschpapiere, die mit den unterschiedlichsten Motiven bedruckt sind (Blotter, Pappen). Die Dosierung betrug pro Einzeldosis in den 60er Jahren etwa 200–500 µg, heute eher 75–100 µg. Oft wird zudem behauptet, dass die illegale Herstellung „schlechtes" LSD mit Zusatzstoffen und Verunreinigungen erzeuge, die den Rausch beeinflussen. Bewusste Beimischungen von anderen Drogen wie PCP oder Heroin kommen jedoch nur extrem selten vor. Bei den Löschpapieren ist es gar nicht möglich, psychoaktive Mengen hinzuzufügen, da die Trägersubstanz zu klein ist.

Möglich ist jedoch, dass viele LSD-Produkte ALD-52 (1-Acetyl-LSD) statt LSD enthielten, da diese Substanz lange noch legal war und die Wirkung recht ähnlich ist. Da LSD gegen Licht und Sauerstoff sehr empfindlich ist, wird illegal verkauftes LSD rasch in wirkungslose Produkte zersetzt. Insbesondere Löschpapiere bieten am wenigsten Schutz gegen Licht- und Sauerstoffeinwirkung.

In den 80er Jahren hat LSD eine neue Popularitätswelle erfahren. Durch die Musikrichtungen Acid und Techno wird LSD jetzt weniger als Hilfsmittel benutzt, um innere Erkenntnisse zu gewinnen, sondern eher niedrigdosiert als anregendes Mittel für Sinneswahrnehmungen und als ekstaseförderndes Partymittel eingenommen. Die Einnahme von LSD mit Ecstasy zusammen nennt man Candyflipping.

LSD-ähnliche Substanzen: Mehrere natürlich vorkommende Lysergsäurederivate sind ebenfalls psychoaktiv, jedoch in geringerem Umfang. Nachdem LSD illegal wurde, haben viele versucht, Lysergsäureamide (LSA) aus Prunkwinden (*Ipomoea purpurea*), Hawaiian Woodrose und ergotamininfiziertem Roggen zu gewinnen. Die natürlich vorkommenden Alkaloidmischungen können zu erheblichen Vergiftungssymptomen führen, zumal die Dosierung und die proportionale Verteilung der Alkaloide von Pflanze zu Pflanze schwankt. „LSD-Pilze" existieren nicht, damit sind psilocybinhaltige Pilze gemeint (siehe Kapitel 22, Psilocybin).

Anwendungsweise

LSD kann intravenös, intramuskulär oder oral eingenommen werden. Meist wird die Substanz alleine oder in sehr kleinen Gruppen konsumiert, gelegentlich mit der Auflage, dass mindestens eine Person nüchtern bleibt und das Geschehen überwacht. Bei dem Versuch, LSD zu rauchen, wird die Substanz größtenteils zerstört. Da es kaum einen Wirkungsunterschied zwischen oraler und intravenöser Anwendung gibt, wird LSD fast ausschließlich als Löschpapier, Tablette oder Microdot oral eingenommen (Farbtafel I, Abb. 2). Die Dosierung der Präparate ist meist nicht bekannt. Die Hersteller versuchen, durch unterschiedliche Designmuster auf den Löschpapieren oder Tabletten ihr Produkt zu kennzeichnen, um bei den Benutzern einen Wiedererkennungseffekt hervorzurufen. Beispiele für Abbildungen auf den Löschpapieren, die als Präparatnamen benutzt werden, sind: Miraculix, die Simpsons, Albert Hofmann, Mickey Mouse etc. Die illegal verkauften LSD-Sorten wechseln jedoch so häufig, dass eine Beschreibung der einzelnen Sorten nicht möglich ist. Allgemein konnte nachgewiesen werden, dass die Einzeldosierungen heute geringer sind als in den 60er Jahren, vermutlich weil LSD auch zur Techno- und Acid-Szene gehört und eine zu hohe Dosierung einer Partystimmung eher entgegenwirken würde.

Wirkung

Etwa eine halbe Stunde nach der Einnahme werden Farben und Formen schärfer und eigenartiger empfunden. Meist werden leichte körperliche Beschwerden wie Kälte, ein saugendes Gefühl in der Magengegend, Übelkeit und ein metallischer Geschmack im Mund wahrgenommen. Bald lassen diese Empfindungen nach und es folgt eine ausgeprägte Euphorie, die manchmal zu unkontrollierbarem Lachen führen kann. Die Koordination der Bewegungen wird schwierig und visuelle Pseudohalluzinationen treten auf (regenbogenfarbige, bewegliche Muster und komplizierte Verzerrungen von Gesichtern und anderen Gegenständen).

Bei etwas höheren Dosierungen (ca. 100–200 µg) verstärken sich bei geschlossenen Augen die farbigen Pseudohalluzinationen und bilden eine kaleidoskopische Landschaft, die ständig in Bewegung bleibt. Das formale Denken ist in dieser Phase sprunghaft, assoziativ aufgelockert und zeigt erhebliche Zeitgitterstörungen. Der Betroffene erlebt eine Aufhebung des Zeit- und Raumgefühls. Meist wird die Zeit als endlos ausgedehnt erlebt. Eine logische Analyse, Aufzeichnungen oder Beschreibungen dieser Phase werden zunehmend schwer, jedoch als mystisch bedeutungsvoll und als profund oder religiös erlebt.

Die stärkste Wirkung entfaltet sich zwischen der ersten und dritten bis vierten Stunde nach Einnahme. Hierbei können sich bei hohen Dosierungen (ca. 200–300 µg) die beweglichen, farbigen Pseudohalluzinationen zu tatsächlichen Halluzinationen verändern, die von der Realität nur schwer zu unterscheiden sind. Phantastische Szenen, Landschaften oder filmähnliche Erlebnisse werden vom Benutzer teilweise als wundervoll, teilweise aber auch als erschreckend erlebt. Versuche, diese Erlebnisse zu steuern oder zu verhindern, führen meist zu einer noch stärkeren, ängstlich-angespannten Veränderung der Halluzinationen bis hin zur Panikreaktion (Horrortrip). Entspanntes Akzeptieren des Erlebten ist die erfolgreichste Methode, das Ganze angenehmer zu machen, und wird bei Panikreaktionen gezielt therapeutisch eingesetzt („talking down").

Jeder Sinnesreiz löst weitere Halluzinationen und Assoziationen aus, meist werden akustische Wahrnehmungen als Farben „gehört" oder visuelle Wahrnehmungen „gespürt" (Synästhesien). Das Denken haftet an Nebensächlichkeiten, wiederholt sich in magischen Bedeutungen und verliert seine kritisch-distanzierte Eigenschaft. Hieraus können erhebliche Urteilsstörungen und Fehlhandlungen folgen, falls der Benutzer niemanden hat, der auf seine persönliche Sicherheit achtet.

Teilweise geht das Selbstbewusstsein vollständig verloren, der Benutzer kann sich nicht an seine Person oder Identität erinnern. Alles Bekannte kann als fremd und unbekannt erlebt werden. Viele berichten über tiefe Selbsteinsichten oder religiöse Erfahrungen, die ihr weiteres Leben bedeutungsvoll beeinflusst haben. Insbesondere bei sehr hohen Dosierungen (ca. 300–500 µg und mehr) treten eher ich-auflösende und als kosmisch empfundene Erlebnisse auf.

Bei den Dosierungsangaben muss berücksichtigt werden, dass es eine enorm große individuelle Empfindlichkeit gegenüber LSD gibt. Da zudem frühere Erfahrungen und die unmittelbaren Umgebungseinflüsse eine große Rolle spielen („Set and Setting"), gehört der LSD-Rausch, insbesondere bei höheren Dosierungen, zu einem der unberechenbarsten Erlebnisse und sollte deshalb mit großem Respekt gehandhabt werden.

Die letzten Stunden des Rauscherlebnisses sind erneut von farbigen Pseudohalluzinationen und haftendem Denken geprägt. Die Identität, Orientierung und das logische Denken kehren langsam zurück und eine Reflektion über das Erlebte wird möglich. Dosisabhängig klingt die Wirkung nach 6–12 Stunden ab. Meist wird über Abgeschlagenheit, Müdigkeit und Melancholie am Tag danach berichtet, ein Kater bleibt jedoch aus. Manche fühlen sich sogar vitalisiert und gestärkt. Es folgt eine Refraktärzeit, in der wiederholt eingenommenes LSD kaum Wirkung zeigt. Erst nach einigen Tagen Karenz stellt sich die volle Wirkung erneut ein. Zu bedenken ist, dass LSD unter unkontrollierten Einnahmebedingungen eine Psychosegefahr für entsprechend veranlagte Personen mit sich bringt.

Körperliche Wirkung: Dr. Grof berichtet nach seiner Erfahrung mit über 10 000 LSD-Behandlungen, dass es kaum ein körperliches Symptom gibt, das LSD nicht hervorrufen kann. Häufig treten jedoch folgende Begleitsymptome auf: Kältegefühl bei leicht erhöhter Temperatur, Pupillenerweiterung, leichte Erhöhung von Puls und Blutdruck und gastrointestinale Missempfindungen. Eine Gewöhnung tritt nicht auf, nur eine Refraktärzeit von einigen Tagen. Es kommt zu keiner physischen Abhängigkeit, dafür können prädisponierte Personen eine psychische Abhängigkeit entwickeln. LSD erzeugt bei vielen eher den Wunsch, die Substanz nicht unmittelbar erneut einnehmen zu wollen.

Herstellung

LSD wird vom Grundgerüst der Lysergsäure hergestellt, der die Diäthylamidkette hinzugefügt wird. Früher, als Lysergsäure und Diäthylamid als Chemikalien leicht erhältlich waren, war die Herstellung von LSD relativ einfach. Bald wurden die notwendigen Chemikalien immer mehr überwacht und nur begrenzt zugelassen. Entsprechend wurde die illegale Herstellung erschwert. LSD gehört derzeit zu einer der am schwersten illegal herstellbaren Substanzen. Die Produktion von einem Gramm bedeutet jedoch eine Vielzahl von Einzeldosierungen und einen entsprechenden Profit.

Die vollsynthetische Herstellung von Lysergsäure erfordert sehr gute Chemiekenntnisse und ein professionell ausgerüstetes Labor. Einfacher wird die Synthese von LSD durch die Vermehrung von ergotaminhaltigen Pilzen, die gelegentlich auf Roggen wachsen (*Claviceps purpurea*), in geeigneten Nährlösungen. Aus ihnen lässt sich leicht Lysergsäure herauslösen. Die weitere Synthese erfordert Chromatographiesäulen, UV-Licht sowie eine sauerstofffreie Reaktionsatmosphäre und erfüllt somit nicht die Anforderungen eines „einfachen Rezeptes" zur Heimherstellung.

Meist wird eine gewisse Menge LSD hergestellt, mit denselben Sortenkennzeichen (Tablettenform, Löschpapieraufdruck) versehen und verteilt. Das „Labor" wird abgebaut und an einen anderen Ort gebracht, um eine Entdeckung zu verhindern. Ein Gramm LSD entspricht etwa 10 000 Einzeldosierungen, weshalb die Preise dafür nie besonders hoch waren.

Drogenscreening-Untersuchungen

LSD kann theoretisch schon durch EMIT- und RIA-Untersuchungen nachgewiesen werden, also mit relativ kostengünstigen Standarduntersuchungen. Es wird jedoch nur auf besondere Anfrage untersucht und lässt sich etwa 1–4 Tage nach der Einnahme im Blut oder Urin nachweisen. Gerüchte, dass LSD jahrelang im Rückenmark nachweisbar ist oder dass „Flashbacks" durch sich plötzlich freisetzende LSD-Depots im Körper entstehen sollen, gehören zu den verbreiteten Mythen und Märchen über diese Substanz.

Zusätzliches

Gegenwärtig werden Bemühungen unternommen, um zu prüfen, ob LSD unter entsprechenden Einnahmebedingungen erneut als Therapeutikum zugelassen werden sollte. Etwa zwanzig Jahre lang war die Forschung mit menschlichen Versuchspersonen wegen der Gesetzgebung kaum möglich, während der illegale Gebrauch sich kaum verringerte. Die anfangs durch die Massenmedien verbreiteten Forschungsergebnisse, dass die Substanz zu Hirn- und Chromosomschädigungen und mehr führen würde, haben sich nachträglich nicht bestätigen lassen und erwiesen sich zum Teil als eklatante Missinterpretationen oder Untersuchungsfehler. Es änderte jedoch nicht die allgemeine Angst vor der Substanz. Gegenwärtig kostet eine Einzeldosierung LSD zwischen DM 20,- und DM 30,-.

Meskalin

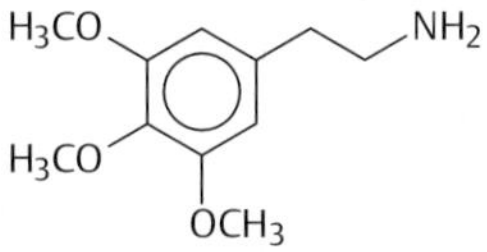

β-3,4,5-Trimethoxy-Phenetylamin (Meskalin)

Anwendungsarten:

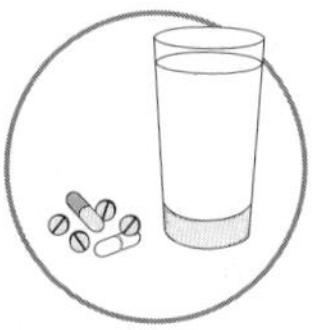

oral

Handelsübliche Formen:

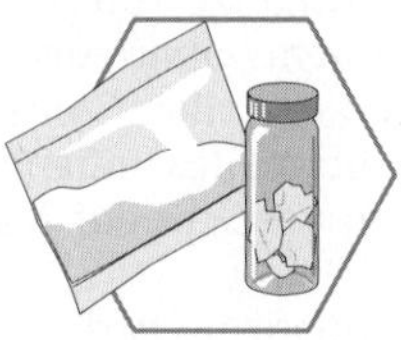

Pulver, Kristalle

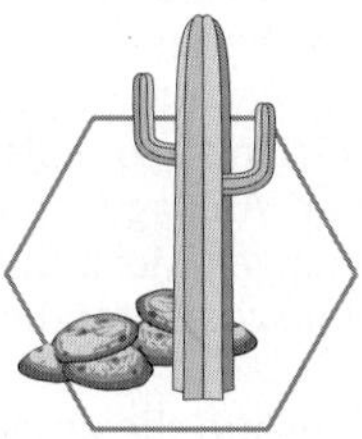

Pflanzenteile

Synonyme:

Mescal, Kaktus, Peyote

Substanz

Meskalin ist ein Alkaloid, das unter anderem in den Kakteenarten Peyote und San Pedro vorhanden ist. Peyote wurde lange Zeit als Medizin und Sakrament benutzt. Die Pflanze Peyote (*Lopophora williamsii*) ist ein langsam wachsender, kleiner, runder Kaktus, der weniger als 5 cm aus dem Boden hervortritt, sehr bitter schmeckt und in der Wüste von Mexiko bis Texas wächst. Der größte Teil der Pflanze ist die möhrenformige Wurzel. Statt Stacheln hat der Peyote-Kaktus büschelartige Haare. Nur der überirdische Teil wird abgeschnitten und als „Meskalinknopf" eingenommen. Es wurde bewiesen, dass Peyote seit mindestens 7000 Jahren bei religiösen Ritualen der Ureinwohner Mittelamerikas verwendet wurde.

Als die Konquistadoren aus Spanien die ursprüngliche Kultur in Mittelamerika vernichteten begannen, um sie durch christliche Vorstellungen zu ersetzen, wurde der rituelle Gebrauch – Peyotismus – in den Regionen der Chichimecas, Toltecs und Azteken beschrieben. Da die Konquistadoren systematisch alle schriftlichen Dokumente der Azteken zerstörten, sind uns keine frühen Beschreibungen des Peyotismus überliefert worden. Bald begannen die christlichen Invasoren, den Gebrauch von Peyote systematisch zu unterdrücken. Die Ureinwohner wurden bereits bei dem Verdacht auf Einnahme von Peyote mit Folter und Totschlag bestraft.

Um 1870 entwickelte sich in mehreren Indianerreservaten in den USA eine neue, offizielle Ritualanwendung von Peyote. Insbesondere wegen seiner halluzinatorischen Wirkungen (Visionen) und seiner Anwendung in der Heilkunde wurde Peyote von den Indianern geschätzt. 1918 wurde die Native American Church gegründet, der die amerikanische Verfassung trotz mehrerer juristischer Angriffe bis heute den rituellen Peyotegebrauch garantiert. Anhänger dieser Glaubensgemeinde dürfen Peyote als Teil des Sakraments ohne Angst vor einer Anzeige oder Anklage einnehmen. Heute hat die Gemeinde über 250 000 Anhänger. Meist führen sie ein traditionelles Indianerleben mit hohem moralischen Standard und völligem Verzicht auf Alkohol oder Drogen.

1887 begann die amerikanische Pharmafirma Parke, Davis & Co. getrocknete Peyotekakteen zu verkaufen. Hiervon erhielt Prof. Lewis Lewin in Berlin eine Probe, die ihn zu weiteren Nachforschungen inspirierte. In seinem Buch „Phantastica" hat er Wirkungen und Eigenschaften von Peyote ausführlich beschrieben. Zu dieser Zeit interessierten sich mehrere Forscher für Peyote. Der erste „weiße" Erlebnisbericht wurde im British Journal of Medicine veröffentlicht. Arthur Heffter gelang es 1897, durch Selbsteinnahmen die Isolierung des Hauptwirkstoffes Meskalin durchzuführen. 1919 synthetisierte Ernst Späth Meskalin, was eine größere Herstellung möglich machte. 1927 publizierte der deutsche Psychiater Kurt Behringer sein über 300 Seiten großes Werk „Der Meskalinrausch“, das die Psychiatrie und klinische Psychopathologie Deutschlands erheblich beeinflusste.

Wirklich populär wurde Meskalin erst 1954 nach der Veröffentlichung von Aldous Huxleys Buch „The Doors of Perception“. Nunmehr fanden auch Künstler und Autoren Interesse an Meskalin und die Substanz gewann allmählich erhebliche Beachtung in den Medien. Um 1960 war Meskalinsulfat über Pharmafirmen frei verkäuflich, erst 1970 wurde die Substanz für illegal erklärt und in die Gefährlichkeitsklasse von Heroin und Kokain eingestuft.

Im Gegensatz zu den meisten anderen illegalen Drogen blieb Meskalin eine Rarität auf dem Schwarzmarkt. Meistens wurden LSD-Mischungen als Meskalin verkauft, da auch erfahrene Benutzer die Substanzen schwer unterscheiden können. Erst seit einigen Jahren ist das Interesse an Meskalin wieder gestiegen, nachdem unterschiedliche Kakteen wie z. B. San Pedro (*Trichocerus pachanoi*) für ihren Meskalingehalt und ihr relativ schnelles Wachstum bekannt wurden. Samen dieser Pflanzen sind weiterhin bei botanischen Versandhäusern erhältlich.

Anwendungsweise

Traditionell werden Peyote-Kakteen (Farbtafel IV, Abb. 8) unter besonderen Umständen in der Wüste gesucht, der obere Teil des kissenförmigen Kaktus wird abgeschnitten und getrocknet. In getrocknetem Zustand erinnern diese Kaktusscheiben an große, braune Knöpfe und werden auch so genannt (buttons). Die einfachste Ritualform ist die „Vision-Quest“, wobei der einzelne Kandidat nachts alleine in der Wildnis Peyote einnimmt, um lebensentscheidende Visionen zu erhalten. Häufig jedoch werden Gruppensitzungen durchgeführt, bei denen die Teilnehmer die extrem bitteren Knöpfe langsam kauen und schlucken. Die ganze Nacht sitzen die Teilnehmer zusammen und teilen Visionen, Gebete und Gesänge, die unter vorherigen meskalininduzierten Bewusstseinszuständen empfangen wurden. Je nach Bedarf werden Heilungen oder Visionen gesucht. Regelmäßig wird von einem Kontakt mit dem Pflanzengeist Mescal berichtet, der als Lehrer und Führer respektiert wird.

Für einen ausreichenden Rausch benötigt man 300–500 mg Meskalin. Kennzeichnend für Peyote und San Pedro ist die überwältigende Übelkeit, teils mit Erbrechen, zu Beginn des Rausches. Später lassen diese Nebenwirkungen nach. Manche bezeichnen dies als den Kater *vor* dem Rausch, im Gegensatz zu der Wirkung von Alkohol.

Außerhalb der rituellen Anwendungen wird Meskalin entweder in Form sogenannter „Knöpfe“ verkauft und eingenommen oder, um den Geschmack zu umgehen, als Kapseln. Ein intravenöser Gebrauch ist nicht üblich.

Wirkung

Traditionell werden 3–4 Peyote-„Knöpfe“ konsumiert, um leichtere medizinische Wirkungen zu erzielen, wie z. B. um den Hunger zu stillen oder Müdigkeit zu bekämpfen. Umgerechnet enthält ein Peyote-“Knopf“ ca. 25 mg Meskalin.

Die Wirkung von 300–500 mg Meskalin soll nach einigen Berichten nicht von LSD zu unterscheiden sein, andere betonen wiederum, dass der Meskalinrausch eine stärkere Verbundenheit mit der Erde und dem Pflanzenreich mit sich bringt. Im rituellen Gebrauch wird über gelegentliche Begegnungen mit einem Pflanzengeist berichtet. Beim illegalen Gebrauch wird hierüber wenig ausgesagt.

Nach etwa 1–2 Stunden nehmen die anfängliche Übelkeit und die Magenverstimmungen ab und werden durch unterschiedliche, schnell vorübergehende körperliche Empfindungen ersetzt. Sodann breitet sich ein Gefühl von Entrückung und Verzaubertsein aus, das die körperlichen Nebenwirkungen vollständig in den Hintergrund treten lässt.

Elementare Halluzinationen in Form von oszillierenden, netzwerkähnlichen Farbmustern verlagern sich auf sichtbare Objekte und füllen das Sehfeld beim Augenschließen aus. Zudem verändern sich reale Farben und werden intensiver, dimensionsreicher und „wie von innen beleuchtet“. Diese besonderen Farberlebnisse bleiben bis zum Ende des Rausches bestehen.

Meistens wird dieser Zustand als beglückend, zutiefst religiös und phantastisch erlebt. Wie bei allen Halluzinogenen spielen jedoch Umgebungseinflüsse und Erwartungshaltungen eine erhebliche Rolle. So können auch Angstzustände und Unruhe auftreten, wovon der Betroffene sich nur unter Schwierigkeiten alleine lösen kann.

Farb- und Formwechsel variieren nach einiger Zeit schneller, und die elementaren Halluzinationen können (wie beim LSD-Rausch) in panoramaähnliche Visionen und traumhafte Szenen umgewandelt werden. Diese echten Halluzinationen sind bei hohen Einnahmemengen teilweise nicht von der Realität zu unterscheiden. Obwohl die motorische Koordination leicht beeinträchtigt ist und das formale Denken für Außenstehende etwas sprunghaft und unzusammenhängend erscheint, erlebt der Betroffene seinen Zustand als klar, wach und präzise. Manche empfinden diesen Zustand als „bewusstseinserweiternd“ und beschreiben bleibende Einsichten, Erkenntnisse und Inspirationen.

Körperliche Wirkung: Der bittere Geschmack von Peyote ist so stark, dass kaum jemand den Brechreiz unterdrücken kann. Die Indianer nennen Peyote einen „harten Weg“ zu Visionen. Vorheriger Lebensmittelkonsum oder gar Alkoholgenuss verschlimmern den Brechreiz. Anschließend ist eine leichte Erhöhung von Blutdruck und Puls zu bemerken. Schwitzen und vermehrter Speichelfluss setzen ein. Wie bei LSD sind die Pupillen für mehrere Stunden maximal erweitert. Hunger und Sexualtrieb werden vermindert.

Bei den Indianern werden Peyote so viele heilende Eigenschaften zugeschrieben, dass mehrere Indianerdialekte das selbe Wort für „Peyote“ und „Medizin“ haben. Wissenschaftliche Bemühungen, die heilenden Wirkungen zu überprüfen, wurden gegen Ende des vorigen Jahrhunderts durchgeführt. Die enthusiastischen Berichte wurden jedoch immer dadurch beeinträchtigt, dass die medizinische Wirkung von den halluzinatorischen Komponenten nicht zu trennen war. So geriet Meskalin als Heilmittel in den USA und Europa zunehmend in Misskredit. Eine antibakterielle Wirkung gegen mehrere Arten von Staphylococcus-Bakterien konnte belegt werden und erklärt teilweise die Wirkung als Wundheilmittel.

Herstellung

Peyote kann frisch oder getrocknet gegessen werden. Durch Kochen kann man einen Tee zubereiten, da Meskalin wasserlöslich ist. Stundenlanges Kochen von Peyote oder San Pedro-Kakteen mit anschließender Verdunstung des Wassers erzeugt eine konzentrierte, sirupartige Masse, die gelegentlich in Kapseln umgefüllt wird, um den Geschmack zu umgehen. Es ist jedoch anzumerken, dass die Übelkeit auch eine Wirkung des Meskalins selbst ist, sie lässt sich daher nicht vollständig durch die Einnahme von Kapseln vermeiden.

Kakteensamen sind frei verkäuflich, da jedoch ca. 3–5 Jahre notwendig sind, um eine entsprechende Pflanzenmenge aus den Kakteen zu gewinnen, ist die illegale Privatzucht nicht sehr verbreitet.

Die chemische Vollsynthese ist seit längerem bekannt. Benzaldehyde, Nitromethan und Cyclohexylamine können als Ausgangsprodukte genutzt werden. Die Synthese ist relativ umständlich und verlangt sowohl gute Laborkenntnisse als auch ein gut ausgerüstetes Labor.

Bei der Extraktion von Meskalinkristallen aus Pflanzenmaterial oder bei der Vollsynthese bilden sich lange, glänzende, weiße Kristalle. Der Schmelzpunkt ist variabel und kann nicht als Reinheitskriterium benutzt werden.

Drogenscreening-Untersuchungen

Meskalin wird aufgrund seiner Seltenheit nicht routinemäßig untersucht, sondern nur auf besondere Anforderung. Der Nachweis ist ca. 1–4 Tage nach Einnahme möglich.

Zusätzliches

Eine besondere Subkultur um Peyote oder Meskalin hat sich in den USA und Europa nicht entwickelt. Nach wie vor ist der rituelle Gebrauch von Mitgliedern einiger Indianerkirchengemeinden legal. Durch das verpflichtende Gemeindeleben werden diese Institutionen nicht von oberflächlichen Drogenkonsumenten missbraucht.

Meskalin kostet ca. 10 US-Dollar für eine Kapsel. Zwei dieser Kapseln sind notwendig für ein volles Rauscherlebnis. Pro Gramm wird Meskalin für 50 US-Dollar verkauft. In Europa ist Meskalin eher selten zu finden.

MTA

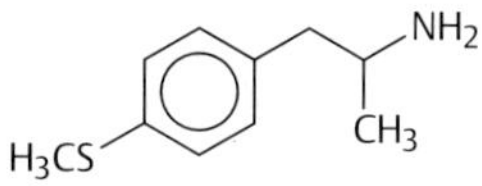

4-Methylthioamphetamin (MTA)

Anwendungsarten:

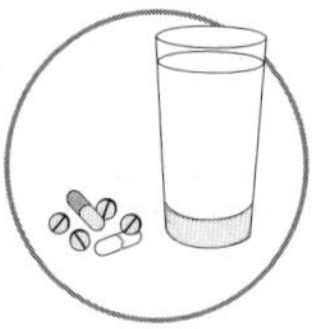

oral

Handelsübliche Formen:

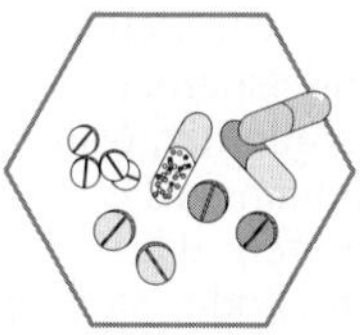

Tabletten, Kapseln

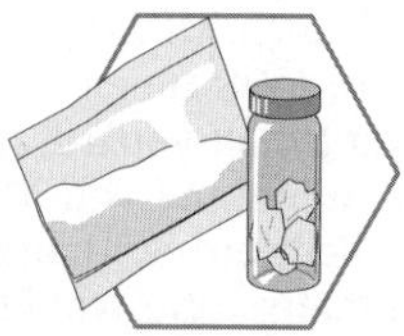

Pulver, Kristalle

Synonyme:

S-5, Flatliners

Substanz

Bis zum heutigen Tage haben sich viele Menschen verunsichern lassen, ob die tierexperimentell nachgewiesenen Schädigungen der serotonergen Gehirnfunktionen nach MDMA-Gebrauch sich auch auf den menschlichen Konsum übertragen lassen können. Das Interesse an serotononausschüttenden Substanzen blieb jedoch in pharmakologischen Kreisen hoch, da das Verständnis der serotonergen Funktionen einige Krankheitsbilder erklären und mögliche pharmazeutische Fortschritte erlauben könnte.

1992 veröffentlichte die Forschungsgruppe um Dr. David. E. Nichols einen Bericht über „*p*-Methylthioamphetamin“ als eine neue nicht-neurotoxische, serotonin-ausschüttende Substanz. In den kommenden Jahren folgten einige weitere Veröffentlichungen zur Wirkung dieser Substanz an Tieren. Es konnte bewiesen werden, dass Versuchstiere (meist Ratten), die trainiert waren MDMA zu erkennen, auch auf MTA ansprachen.

Die Substanz als solche blieb eine eher wissenschaftlich genutzte Versuchssubstanz. Erst in den letzten Jahren ist *p*-Methylthioamphetamin oder 4-Methylthioamphetamin als psychoaktive Substanz in den USA und in Europa erschienen und verbreitet worden. In Dosierungen um 100–200 mg (was nach tierexperimentellen Befunden eine ausgesprochen hohe Dosis sein soll) wurden Tabletten als Ecstasy-Ersatz verkauft. In den USA unterlag die Substanz rasch dem „chemical analogy act“ und ist somit bereits durch die chemische Ähnlichkeit mit illegalen Substanzen für den menschlichen Konsum illegal. In England wurde MTA unter dem Namen „Flatliners“ verkauft.

In Holland gewann MTA zunehmende Popularität, nachdem sowohl 2C-B als auch MDMA verboten wurden. In den smart-shops erschien MTA um 1998 zuerst unter dem Handelsnamen „S-5“. Kurze Zeit später war der Inhalt von S-5 nicht mehr eindeutig, wahrscheinlich als Versuch, die Aufnahme von MTA in die holländische „Opiumliste“ zu erschweren. Seitdem enthalten S-5-Tabletten oder -Kapseln meist pflanzliche Inhaltsstoffe wie *Ephedra sinensis* oder *Sida cordifolia*. Erst Mitte 1998 wurden erneut größere Mengen MTA als Tabletten hergestellt und offen als 4-Methylthioamphetamin oder MTA-1 verkauft. Die Dosierung betrug meistens 125 mg und das Produkt wurde als MDMA-ähnliche Substanz gehandelt. In knappen Informationsblättern wird auch heute davor gewarnt, bei Depressionen, Schwangerschaft, Psychosen, Bluthochdruckleiden, Lebererkrankungen oder in Verbindung mit Alkohol MTA einzunehmen.

Inzwischen sind mehrere Todesfälle im Zusammenhang mit MTA-Einnahmen bekannt geworden, die meisten wurden aus Großbritannien gemeldet. Als Reaktion hierauf hat die holländische Dachverbandorganisation der smart-shops VLOS empfohlen, dass die Substanz nicht weiter verkauft werden soll. Da allerdings nur ca. die Hälfte der holländischen smart-shops dem Dachverband angegliedert sind, ist MTA in Holland noch vereinzelt legal erhältlich. Deutschland hat in der neuesten BtM-Gesetzänderung von Oktober 1998 MTA als „nicht verkehrsfähige, nicht verschreibungsfähige" Substanz aufgeführt. MTA wird also in Deutschland als illegale Droge betrachtet.

Anwendungsweise

MTA wird ausschließlich oral als Tablette oder Pulver angewendet. Eine intravenöse Applikation ist zwar theoretisch möglich, hat sich aber nicht durchgesetzt, da die orale Einnahme ausreicht, um die volle Wirkung zu erhalten.

Eine ritualisierte Einnahmeart hat sich nicht etablieren können, MTA ist jedoch als Ecstasy-Ersatz bei Tanzveranstaltungen in der Rave-Szene am meisten verbreitet. In einigen als Ecstasy verkauften Proben hat man MTA als einzig wirksame Substanz gefunden.

Wirkung

Die Wirkung von MTA soll angeblich sehr unterschiedlich wahrgenommen werden. Manche empfinden nur eine leichte aufputschende Wirkung, ohne ein Gefühl von Euphorie, und meiden weitere Einnahmen. Andere meinen, dass eine ausreichend hohe Dosierung einem Ecstasy-Rausch entspreche. Bei den empfohlenen MTA-Dosierungen von 75–250 mg treten wahrscheinlich Wirkungen ein, die nicht nur auf die Serotonin-Ausschüttung zurückzuführen sind.

Eine Dosierung über 250 mg verstärkt nicht die positiven Rauschanteile, sondern eher die amphetaminähnlichen Nebenwirkungen und kann zu unangenehmen Zuständen der Überstimulation, mitunter zu gefährlichen Bluthochdruckkrisen und verstärkter körperlicher Erschöpfung führen.

MTA soll (dosisabhängig) zwischen 4 und 12 Stunden psychisch wirkungsvoll sein.

Herstellung

Die genaue Herstellung dieses Amphetaminderivates ist in der gängigen Drogen-Literatur nicht beschrieben worden. Die Herstellung dürfte für einen qualifizierten Chemiker, der in der organischen Synthese von

Phenetylaminderivaten bewandert ist, nicht sehr schwer sein. Jedoch gibt es weder einfache Rezepte für den Hobbychemiker noch eine natürliche Quelle für diese Substanz.

Drogenscreening-Untersuchungen

Da MTA erst seit einigen Monate als Droge angesehen wird, ist die routinemäßige Untersuchung noch nicht üblich. Ein Nachweis dürfte mit GC/MS wie mit anderen Phenetylaminen einige Tage nach der Einnahme möglich sein, setzt aber voraus, dass das Labor über entsprechende Referenzdaten verfügt.

Zusätzliches

Eine Einzeldosis MTA kostet ca. DM 15,- bis DM 20,- (125 mg Tablette).

Opioide, synthetische

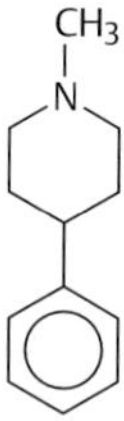

1-Methyl-4-Phenyl-1,2-5,6-
Tetrahydrofuran (MPTP)

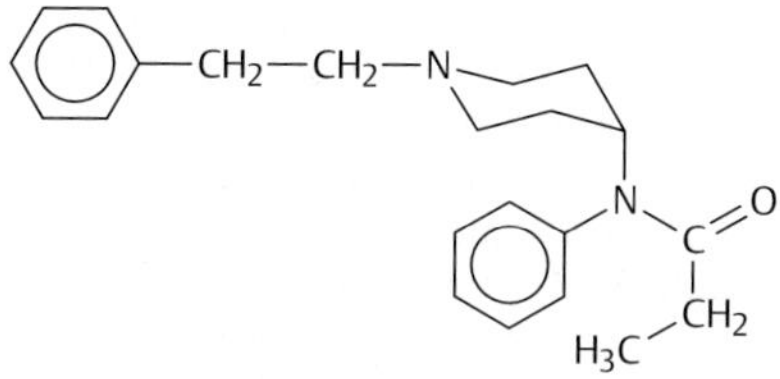

N-(1-Phenetyl-4-piperidyl)-
Propionanilid (Fentanyl)

Anwendungsarten:

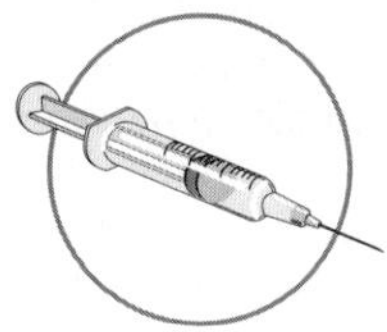

intravenös

Handelsübliche Formen:

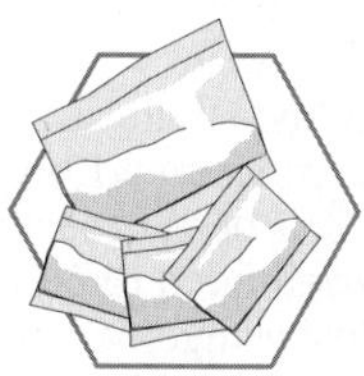

Pulver

Synonyme:

diverse Arzneimittelnamen, China White, diverse chemische Abkürzungen

Substanz

Auf der Suche nach einem Schmerzmittel ohne die euphorisierende und suchterzeugende Wirkung von Morphin wurde eine große Menge vollsynthetischer und teilsynthetischer Opioide entwickelt. Einige wurden in Deutschland während des Zweiten Weltkrieges erfunden, als die Opiumeinfuhr aus der Türkei nicht mehr ausreichend gewährleistet war (z. B. Methadon), andere sind zufällig als wirksame Opioide entdeckt worden, wie z. B. Pethidin als atropinähnliches, krampflösendes Mittel. Mehrere synthetische Opioide haben keine strukturelle Ähnlichkeit mit Morphin oder Methadon, zeigen jedoch trotzdem sowohl eine starke Schmerzlinderung als auch eine euphorisierende und suchterzeugende Wirkung. Das erste teilsynthetische Opioid, Heroin, wird in Kapitel 12 besprochen.

Ausgehend vom Schmerzmittel *Meperidine* (Ethyl-, 1-methyl-4-phenyl-4-Piperidincarboxylat, deutscher Handelsname Pethidin®), das in den USA als Schmerzmittel verbreiteter ist, wurden in den 70er und 80er Jahren immer neue und wirksame Strukturveränderungen entdeckt und als synthetische Opioide auf dem Schwarzmarkt verkauft. Die extrem starke Wirkung dieser neuen Opioide versprach große Gewinnsummen für die Schwarzmarktchemiker, die bei der Synthese nicht einmal illegale Chemikalien oder Medikamente benötigten.

Das kurzwirksame Analgetikum *Fentanyl* spielt als Arzneimittel in Chirurgie und Anästhesie eine wichtige Rolle. Auch diese Substanz kann leicht chemisch verändert werden, so dass die psychische Wirkung erheblich verstärkt wird. So entstanden z. B. die Fentanylderivate Alpha-Methyl-Fentanyl, 3-Methyl-Fentanyl und Carfentanyl. Die beiden letzteren sind über 3000- bzw. 7500 mal so stark wie dieselbe Menge Morphin. Insgesamt wurden über 20 Fentanylderivate hergestellt und illegal verbreitet.

1979 wurden erstmals Todesfälle aufgrund einer heroinähnlichen Substanz entdeckt. Unter dem Namen China White wurde Alpha-Methyl-Fentanyl verkauft. Zur Zeit der Entdeckung war das Präparat nicht illegal, da die Substanz offiziell noch nicht bekannt war. Die Todesfälle waren meistens auf Überdosierungen zurückzuführen. Bei der Benutzung von Namen wie China White, Mexican Heroin etc. wurde suggeriert, dass es sich um klassisches Heroin handelte. Bei diesen Wirkungspotenzen besteht ein verkauftes Gramm allerdings zu über 99 Prozent aus Verschnittstoffen und eine unvorsichtige Mischung kann bei Stichproben zu erheblichen Konzentrationsunterschieden mit daraus folgenden Überdosierungen führen.

Es folgten, besonders in Kalifornien, immer weitere Neusynthesen von Fentanyl und Meperidin (Pethidin), die die Drogenbehörden zum Verzweifeln brachten, da jede Neusynthese juristisch eine legale

Substanz darstellte. Lange Zeit war das Meperidinderivat MPPP (1-Methyl-4-Phenyl-4-Propionpiperidin) sehr populär und verbreitet, bis es von Ende 1970 bis Anfang 1980 zu vermehrten Meldungen von Parkinsonerkrankungen bei jungen Drogenabhängigen kam. Nachforschungen ergaben, dass eine Verunreinigung, MPTP, bereits nach wenigen Einnahmen zu irreversiblen Schädigungen im Substantia nigra im Gehirn führte. Der Gesetzgeber reagierte in den USA zu dieser Zeit auf das Phänomen der Designerdrogen mit Gesetzen, die sogar entfernt strukturähnliche Präparate für illegal erklärten. Derzeit existieren also Gesetze gegen Opioide, die noch nicht hergestellt worden sind.

Das Tragische bei MPTP war zudem die spätere Erkenntnis, dass die Substanz durch ein schnelleres Erhitzen bei der Synthese von MPPP versehentlich synthetisiert wurde. Um einige Stunden Synthesezeit zu gewinnen, wurde eine Substanz erzeugt, die mehreren Drogenbenutzern lebenslänglich einen schweren Hirnschaden zufügte.

Anwendungsweise

Synthetische Opioide werden fast ausschließlich intravenös benutzt.

Wirkung

Die Wirkung gleicht der von Heroin mit mehr oder weniger ausgeprägten, substanzspezifischen Unterschieden. Meist wird der Rausch jedoch als extrem überwältigend erlebt, da die Substanzen bis zu tausendmal stärker aktiv sind und eine reine „Verdünnung" mit Verschnittstoffen nicht ausreicht, um die rasche, spezifische Wirkung dem des Heroins anzugleichen. Somit werden synthetische Opiate meist nur von sehr erfahrenen Heroinbenutzern freiwillig weiter eingenommen. Für unerfahrene Benutzer sind die Erlebnisse zu beeinträchtigend.

Viele Konsumenten berichten, dass sie kurz nach der Injektion wiederholte Ejakulationen und unkontrollierten Stuhlgang hatten oder eingenässt haben, während sie sich in einem unbeschreiblich euphorisierenden Rausch befanden.

Das Abhängigkeitspotential ist sehr hoch, und die Abhängigkeitssymptomatik entspricht der von Heroin (siehe dort).

Die Verunreinigung MPTP erzeugt einen etwas veränderten Rausch. Zusätzlich zu der euphorisierenden Wirkung treten Schluck- und Sprachstörungen auf. Der Benutzer leidet unter plötzlichen zuckenden Bewegungen und einem Zittern der Extremitäten (Tremor). Zwei bis drei Tage später treten Bewegungsstörungen wie bei der Krankheit Morbus Parkinson auf. Die Betroffenen werden starrer, steifer und zeigen weniger Spontanbewegungen. Die Mimik ist reduziert und der Körper beim Stehen leicht nach vorne geneigt. Spontanbesserungen bei leichten Ausprägungen wurden beobachtet. Antiparkinson-Medikamente helfen nur gegen das Händezittern.

Herstellung

Meperidin kann aus Nikotin- und Isonikotinsäure hergestellt werden. Piperidinderivate lassen sich ebenfalls umwandeln. Die präzise Herstellung der unterschiedlichen Opioide erfordert grundlegende Chemiekenntnisse und eine sehr gute Laborausrüstung, da es sich um mikroskopische Herstellungsmengen handelt. Bei Zugang zu Fentanyl oder Pethidin in ausreichenden Mengen sind die Synthesen jedoch relativ einfach durchzuführen.

Drogenscreening-Untersuchungen

Synthetische Opioide werden wie natürlich vorkommende Opiate ausgeschieden. Fentanylderivate können allerdings wegen ihrer sehr niedrigen Dosierung nur mit der Gaschromatographie oder der Massenspektroskopie nachgewiesen werden. Pharmazeutisch verbreitete synthetische Opioide wie Tilidin und Tramadol werden nicht in den Schnelltests nachgewiesen und führen nicht zu Kreuzreaktionen mit den Testfeldern für Opiate.

Zusätzliches

Synthetische Opioide wie Meperidin oder Fentanylderivate sind noch so selten in Europa, dass sich keine „Durchschnittspreise" auf dem Schwarzmarkt etabliert haben. Meist werden die Stoffe in sehr kleinen Benutzerkreisen verbreitet. Synthetische Opioide, die als Arzneimittel zugelassen sind, haben meist geringere euphorisierende Wirkungen als Opium oder Morphin und werden daher in Missbrauchskreisen eher als wenig populäre „Ersatzstoffe" benutzt.

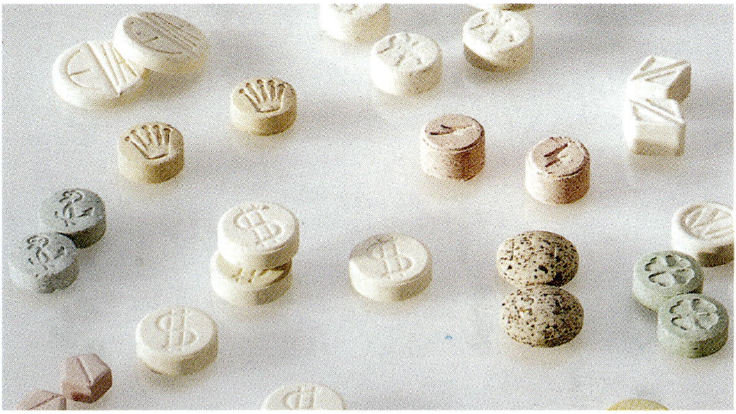

Abb. **1** Ecstasy-Tabletten (aus: Innenministerium Baden-Württemberg [Hrsg.]: Rauschgift – ohne mich. Informationen zur Rauschgiftproblematik, 10. Aufl., Januar 1997).

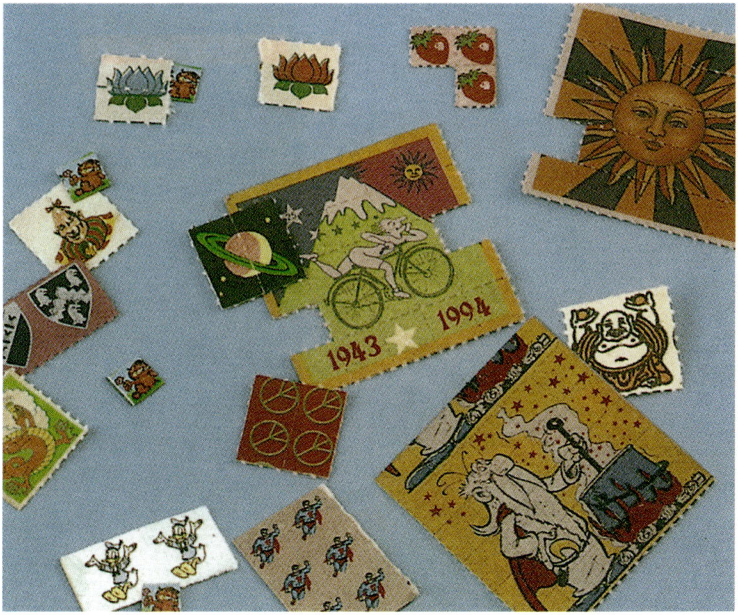

Abb. **2** LSD-Blotter (aus: Innenministerium Baden-Württemberg [Hrsg.]: Rauschgift – ohne mich. Informationen zur Rauschgiftproblematik, 10. Aufl., Januar 1997).

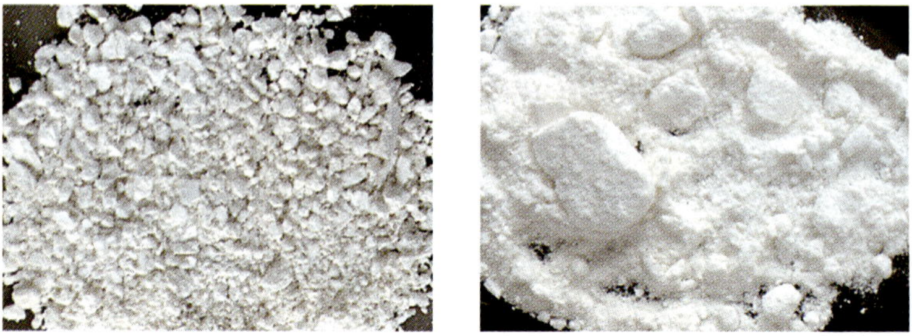

Abb. **3** Bolivianisches Kokain (aus: D. Lee: Cocaine Handbook. An Essential Reference. Revised ed. What If? Novato [USA] 1983).

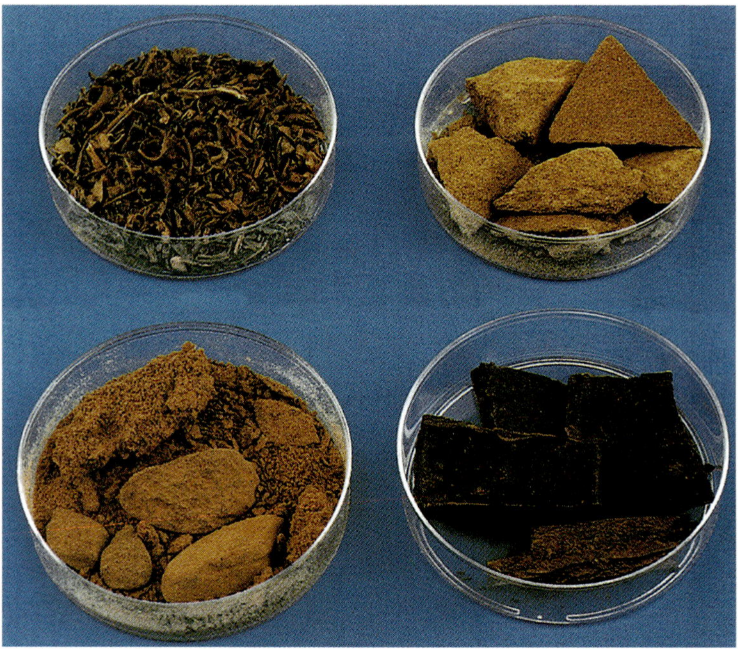

Abb. **4** Marihuana und Haschisch (aus: Innenministerium Baden-Württemberg [Hrsg.]: Rauschgift – ohne mich. Informationen zur Rauschgiftproblematik, 10. Aufl., Januar 1997).

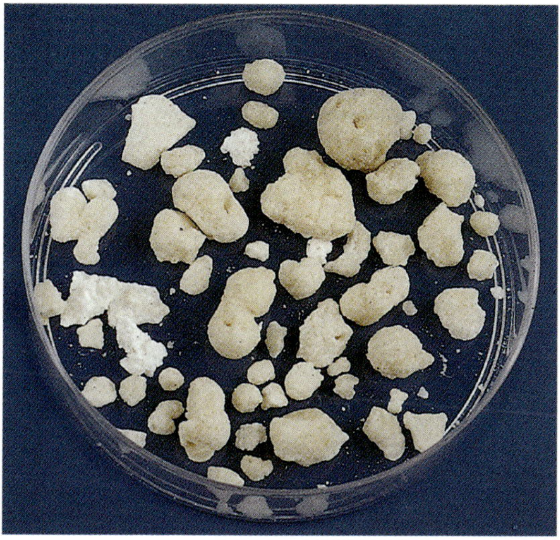

Abb. **5** Crack (aus: Innenministerium Baden-Württemberg [Hrsg.]: Rauschgift – ohne mich. Informationen zur Rauschgiftproblematik, 10. Aufl., Januar 1997).

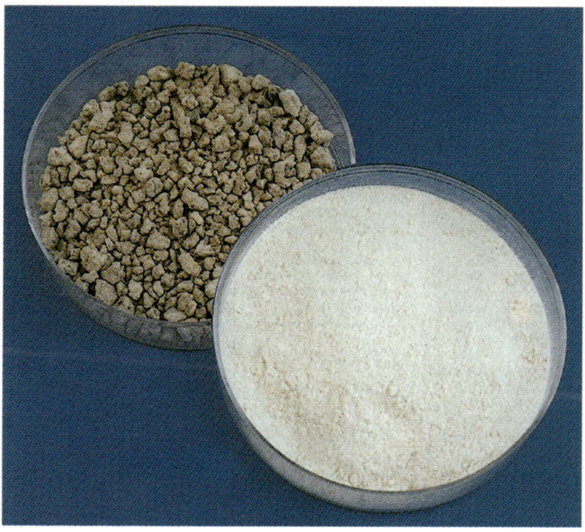

Abb. **6** Heroingranulat und -pulver (aus: Innenministerium Baden-Württemberg [Hrsg.]: Rauschgift – ohne mich. Informationen zur Rauschgiftproblematik, 10. Aufl., Januar 1997).

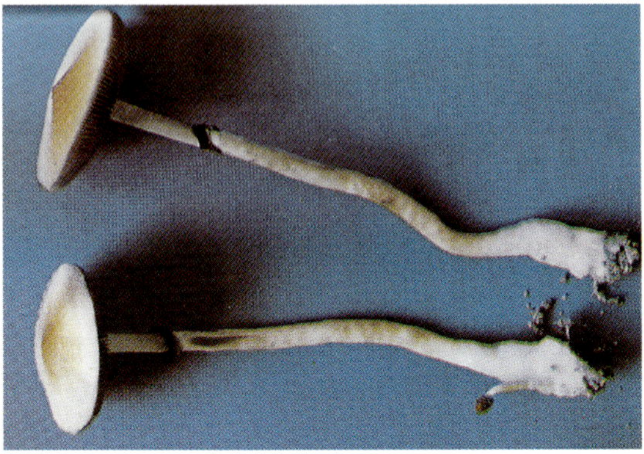

Abb. **7** Psilocybin-Pilze (aus: O.T. Oss, O.N. Oeric: Psilocybin. Ein Handbuch für die Pilzzucht. Volksverlag [Heartland], Linden 1981).

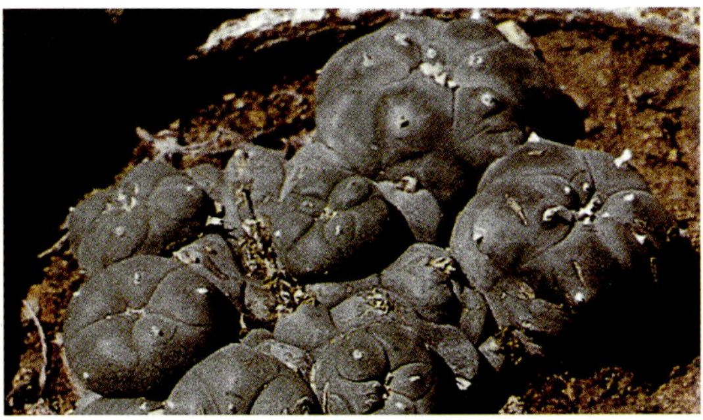

a

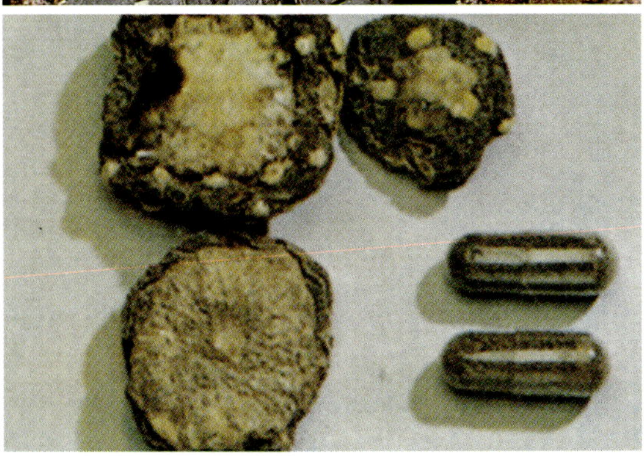

b

Abb. **8 a** Meskalin-Kakteen (aus: G. Völger: Rausch und Realität. Drogen im Kulturvergleich, Bd. 2. Rautenstrauch-Joest-Museum, Köln 1981).
b Getrocknete und pulverisierte Meskalin-Kakteen (aus: M. V. Smith: Psychedelic Chemistry. Loompanics Unlimited, Port Townsend [USA] 1981).

Opium

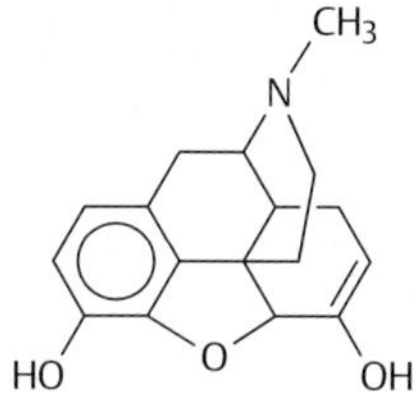

Morphin

Anwendungsarten:

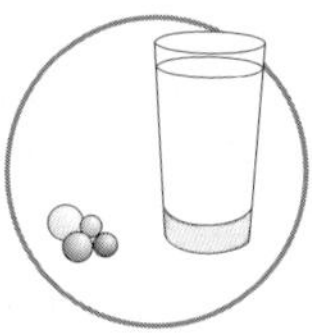

oral

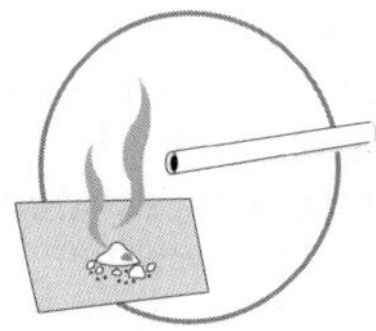

Rauchen

Handelsübliche Formen:

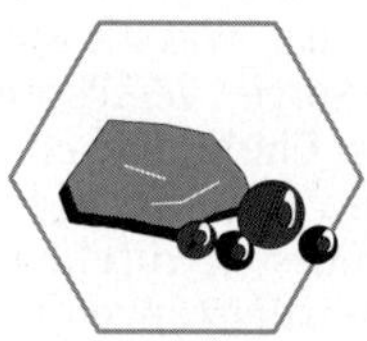

Rohmasse

Synonyme:

Opi, Gartenmohn, Magan

Substanz

Opium wird seit mindestens 6000 Jahren kultiviert und zur Erzeugung von bewusstseinsveränderten Zuständen oder zu Heilzwecken verwendet. Mohnpflanzen wurden jahrtausendelang in Mesopotaminen, Ägypten und Persien gezüchtet. 4000 v. Chr. wurde in Sumer bereits die euphorisierende Wirkung von Mohn dokumentiert. Homer schrieb, dass die Trojanerin Helena Opium in Wein bekam, um „das Böse“ zu vergessen. Die griechische Göttin Demeter besuchte einen Ort namens „Mekone“ oder „Stadt des Mohns“, wo sie durch Opiumsaft von ihren Sorgen befreit wurde.

Opiumpfeifen wurden schon 1200 v. Chr. abgebildet, und in früheren Kulturen lassen sich eine Menge Referenzen über die Anwendungsmöglichkeiten und Heilwirkungen von Opiummohn finden.

In Europa wurde Opium erst populär, als die Kreuzritter es zusammen mit Seidenstoffen, Gewürzen und Seife mitbrachten. In der Renaissance wurde Opium sehr viel benutzt. Der Medicus Paracelsus (1493–1541) erfand z. B. Laudanum, eine Mixtur aus Opium, Nachtschattenalkaloiden, Perlmut, Froschspermien und Zimt. Heutzutage wird Laudanum in einigen Ländern immer noch als Heilmittel benutzt, die Zubereitung besteht jedoch inzwischen nur aus der Mischlösung Opium und Alkohol.

Als 1773 englische Kaufleute ihre erste Ladung Opium aus Indien nach China einführten, begann ein Handelsunternehmen, dessen Aktivitäten das britische Imperium erheblich stärkte und China eine 200 Jahre andauernde Opiumabhängigkeit bescherte. Mit Waffengewalt zwangen die Europäer die Chinesen, Opium als Handelsware zu akzeptieren, und halfen großzügig, den Suchtstoff zu verteilen. Um diese Zeit war die Droge Opium genau das, was die unterdrückten Chinesen wollten: eine Substanz, die alle Sorgen vergessen ließ. Verzweifelt versuchten die Machthabenden in China, die englischen Drogendealern zu bremsen, wodurch mehrere Opiumkriege entstanden. Die Chinesen verloren wiederholt und mussten zusehen, wie ihre Landsleute zum Teil mit Opium für ihre Dienstleistungen bezahlt wurden. 1949 sollen zehn bis zwanzig Millionen Chinesen opiumabhängig gewesen sein. Opium wurde zur Welthandelsware und fand auch schnell seine Anwendungsbereiche in Europa. „Die chinesische Seuche“ wurde zu einem Begriff für Opiumabhängigkeit und bis heute gibt es Menschen, die glauben, dass Opium- und Heroinabhängigkeit ihre Wurzeln in China hat und nicht von den Europäern verursacht wurde.

Später gehörte Opium zu den anerkannten Inspirationsmitteln für Autoren und Poeten in Europa und Amerika von 1600 bis Anfang des 20. Jahrhunderts. Die klassische Literatur ist reich an opiuminspirierten Autoren und Künstlern, z. B. John Keats, George Lord Byron, Charles Dickens, Edgar Allan Poe, Erol Flynn, Klaus Mann und andere mehr. Im letzten Jahrhundert waren Opiumessen und -rauchen die verbreitetsten Formen des Opiumkonsums. Als Friedrich Serturner 1803 Morphium aus Opium isolierte, setzte der Gebrauch von Morphium ein durch die Benutzung der „hypodermen Spritze“, die es erlaubte, Lösungen mit einer Nadel unter die Haut zu spritzen (siehe Kapitel 12).

Erst als der Opiumgebrauch von den Europäern und Amerikanern als heimische Gefahr angesehen wurde, begannen die europäischen Regierungen Opiumgesetze zu formulieren, die anfangs nur die Handels- und Verteilungsregeln für Opium und später Cannabis festlegten, sich später jedoch zu unseren heutigen Betäubungsmittelgesetzen entwickelten.

Heute ist der Handel und Konsum von Opium im Vergleich zu Heroin verschwindend gering. Teilweise greifen Heroinsüchtige jedoch zu Rohopium, um einen Mangel an Heroin überbrücken zu können. Nach wie vor wird Opium zur Herstellung von unterschiedlichen Medikamenten genutzt. Die vielfältigen Wirkstoffe des Opiums können therapeutisch unterschiedlich eingesetzt werden. Mehr als 40 unterschiedlich wirksame Substanzen sind im Opiumsaft nachgewiesen worden.

In jüngster Zeit bekommt Opium in Amerika einen kleinen Popularitätsschub, da mehrere Bücher über die Amateurzucht des Opiummohns erschienen sind.

Anwendungsweise

Opium wird meist in besonderen Opiumpfeifen geraucht. Diese Pfeifen erlauben das Erhitzen von Opium bis zur Rauchentwicklung, ohne dass das Opium direkt angezündet werden muss. Eine modernere Version ist die Erhitzung von Aluminiumfolie von unten, verbunden mit dem Aufsaugen der Opiumdämpfe durch ein Rohr oder einen Strohhalm (Chasing the Dragon oder Blechrauchen, siehe Kapitel 12).

Rohopium kann auch gegessen oder als Teezubereitung eingenommen werden. Der bittere Geschmack und die verminderte Wirksamkeit halten jedoch viele Benutzer davon ab. Eine intravenöse Injektion würde durch die verunreinigten Pflanzenteilchen eine erhebliche Bakterienstreuung und mehrfache Embolien (kleine Blutgerinnsel) erzeugen und wäre lebensgefährlich.

Wirkung

In niedriger Dosis erzeugt Opium ein Gefühl von Entspannung und Wohlbefinden. Ein ruhiger, nachdenklicher Zustand stellt sich ein, wobei manche in angenehme Tagträume versinken und andere über ein verbessertes Denkvermögen berichten. Es soll ideenreicher, klarer und weniger ablenkbar sein. Manche fühlen sich angenehm schläfrig, andere vitalisiert und von Müdigkeit befreit.

Bei höheren Dosierungen wird die Wirkung vermehrt euphorisch und genussvoll. Die Tagträume nehmen in Form und Ausmaß zu, ohne jedoch zu wirklichen Halluzinationen zu werden, sie sind sanft, traumhaft und geschmeidig ineinander übergehend.

Bei sehr hohen Dosierungen verwischen sich die Grenzen zwischen Traum, Realität und Opiumvision. Der Benutzer ist so sediert, dass er ständig einschläft. Bei Überdosierungen folgen Atemlähmungen und Herz-Kreislauf-Stillstand. Da der Betroffene bereits durch die zu hohe Dosierung bewusstlos ist, bemerkt er diese Symptome nicht.

Körperliche Wirkung: Pupilleneinengung, Juckreiz, verminderte Herzaktionsrate, Appetitlosigkeit, Verstopfung, Miktionsstörungen (Schwierigkeiten, Wasser zu lassen) und relativ häufig Übelkeit mit Erbrechen.

Herstellung

Rohopium ist der eingetrocknete Saft der Mohnpflanze (*Papaver somniferum*). Nur die orientalischen Mohnsorten mit walnussgroßen Fruchtkapseln enthalten Opium, wildwachsender Feldmohn in unseren Breitengraden jedoch nicht. Die Mohnpflanzen werden auf größeren Feldern gezüchtet, um Opium zu gewinnen. Nur ein geringer Teil der Plantagen dient der legalen Herstellung von opiumhaltigen Arzneimitteln und Mohnsamen zum Backen.

Nach der Blüte entwickelt die Mohnblume mehrere Fruchtkapseln, die reichlich mit Pflanzensaft versorgt werden, um die Samen herzustellen. Der Opiumzüchter muss die Samenbildung unterbrechen, da die Wurzeln und Samen nur mikroskopisch kleine Mengen Opium enthalten. Statt dessen werden die jungen Fruchtkapseln mit Messern angeritzt, bis der Saft austritt. Diesen weißen Saft lässt man sodann, an der Pflanze klebend, in der Sonne eintrocknen. Später werden die nunmehr braun-schwarzen Opiumharze abgekratzt und gesammelt. Die Tagesernte für eine thailändische Bäuerin beträgt etwa eine Handvoll Rohopium. Die Weiterverarbeitung zu Heroin ist in Kapitel 12 nachzulesen.

Gelegentlich wird Opiummohn auch von Benutzern in den USA und Europa gezüchtet. Es handelt sich dabei um die private Züchtung von 10 bis 100 Pflanzen, die noch unbemerkt im Garten für den privaten Konsum wachsen können. Größere Plantagen können nicht unbemerkt bleiben. Opiummohn wird gezüchtet, indem die Samen für Backwaren (meist von Mohnsorten aus Madagaskar) in die Erde gesetzt werden und weiterwachsen dürfen. Zu betonen ist jedoch, dass die Züchtung von Mohn zur Opiumgewinnung illegal ist. Größere Plantagen fallen fast immer durch das klassische Aussehen der Pflanzen auf, und die heimische, illegale Herstellung auf Eigenbedarfsmengen-Niveau wird dadurch begrenzt.

Drogenscreening-Untersuchungen

Opiate werden hauptsächlich über die Nieren ausgeschieden. Ein Teil (ca. 10–20 Prozent) verlässt mit der Galle über den Darm den Körper. Mehrere Opiate wie Codein, Dihydrocodein, Morphin und Heroin erzeugen Kreuzreaktionen mit den Testfeldern für Opium bei den Schnelltests. Die Empfindlichkeit mancher Tests ist so groß, dass sogar der Genuss von Mohngebäck ein falsch positives Ergebnis zeigen kann. Eine genauere bzw. qualitative Untersuchung wird jedoch rasch zeigen, ob es sich um falsche Metaboliten oder psychoaktive Mengen Opium handelt.

Opium lässt sich meist in Blut und Urin 2–4 Tage nach der letzen Einnahme nachweisen.

Zusätzliches

Rohopium wird in Europa seltener vertrieben, da Heroin mehr Käufer findet und leichter zu schmuggeln ist. Ein Gramm Opium kostet ca. DM 40,-.

PCP (Angeldust)

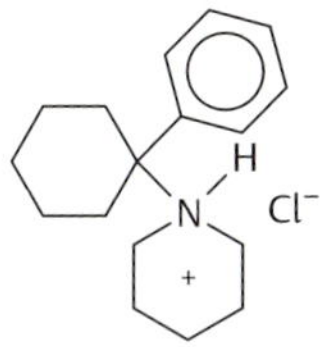

Phenyl-cyclohexyl-piperidin (PCP)

Anwendungsarten:

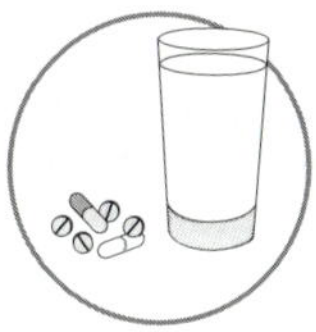

oral

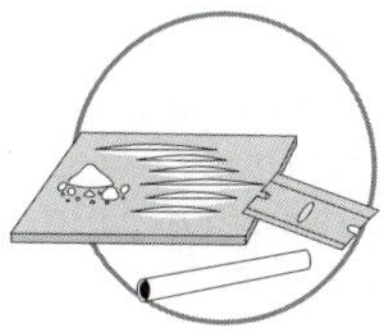

intranasal

Handelsübliche Formen:

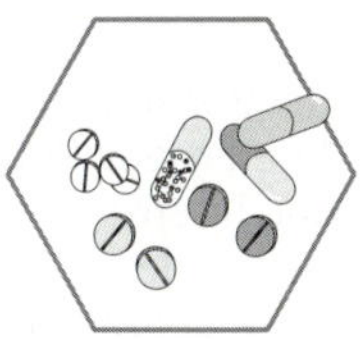

Tabletten, Kapseln

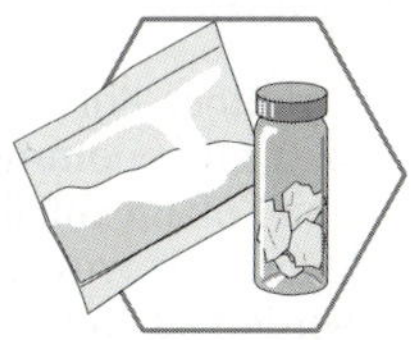

Pulver, Kristalle

Synonyme:

Angeldust, Crystal, Killerjoint, Peace pill, Hog

Substanz

Kurz nach der Zulassung von PCP als Anästhetikum unter dem Handelsnamen *Sernyl* von der Firma Parke & Davis in den 50er Jahren begannen sich beunruhigende Meldungen über unerwünschte Nebenwirkungen zu häufen. Während PCP-Narkosen wurde vereinzelt über Krampfanfälle sowie häufiger über Halluzinationen und Sinnestäuschungen beim Aufwachen berichtet.

Kurz danach wurde PCP als Narkosemittel in der Humanmedizin abgeschafft. In den 60er Jahren wurde erneut versucht, das Mittel als Narkosemittel einzuführen, dieses Mal in der Tiermedizin. Andere Anwendungen fand die Substanz sowohl als Hilfsmittel in psychotherapeutischen Prozessen als auch als Modellsubstanz für ein besseres Verständnis der Schizophrenie (PCP-Modellpsychose).

Gegenwärtig wird PCP nicht mehr in der Tiermedizin benutzt. Als dissoziatives Anästhetikum (wie Ketamin, siehe Kapitel 13) war es für den menschlichen Gebrauch zu unangenehm und hat heute nur Bedeutung als illegale Droge unter den Namen Peace pill, Angeldust und Hog.

Die Substanz hatte einen sehr schlechten Ruf, als sie in den 60er und 70er Jahren breitere Anwendung fand. Aufgrund der unberechenbaren Wirkung mit häufigen Panikattacken wurde die Substanz bald von den Blumenkindern gemieden. Dafür begannen viele Hersteller, PCP unter falschem Namen zu verkaufen. So enthielten viele Präparate wie LSD, Meskalin und Psilocybin statt den erwarteten Substanzen PCP, was verständlicherweise zu noch angstvolleren Erlebnissen führte.

Es gibt jedoch weiterhin Benutzer, die die euphorisierende Wirkung gelegentlich schätzen. Insgesamt ist der Handel und die Benutzung von PCP relativ gering.

Anwendungsweise

Als weißes, kristallines Pulver wird PCP in Reinform oder in Tabletten gepresst und oral eingenommen. Manche sniefen das Pulver, wie bei Amphetamin und Kokain, um eine raschere und intensivere Wirkung zu erreichen. Gelegentlich wird PCP auf Marijuana oder Tabak gespritzt, um geraucht werden zu können. Der intravenöse Gebrauch ist ebenfalls möglich, wird jedoch selten angewandt.

Wirkung

Die Wirkung von PCP ist äußerst unberechenbar und von der Dosis, vorherigen Erfahrungen, der momentanen Verfassung und den Umgebungsreizen abhängig. Sowohl starke Euphorie als auch panische Angst können das Erleben prägen, meist dominieren jedoch die eher unangenehmen und angstvollen Rauscherlebnisse. Die Wirkung dauert dosisabhängig 6–48 Stunden. Bei oraler Einnahme beginnt der Rausch nach 30–60 Minuten, beim Rauchen bereits nach 2–5 Minuten.

Bei niedriger Dosierung (bis 5 mg) ändert sich der Atemrhythmus, eine typische Taubheit und Distanzierung („als ob es nicht zu mir gehört") von einzelnen Körperteilen oder vom ganzen Körper tritt ein. Die Wahrnehmung verändert sich, die Umgebung wirkt verzerrt, teils vergrößert, teils verkleinert und unwirklich. Das Denken wird sprunghaft und unzusammenhängend. Hierbei können auch Sinnestäuschungen durch Veränderungen von Sinneseindrücken entstehen, visuelle Halluzinationen sind jedoch selten.

Viele Benutzer schätzen das veränderte Körpergefühl, der Körper kann sich „flüssig", verändert oder wie in ein zähes Material eingepackt anfühlen. Bei anderen rufen diese verzerrten Wahrnehmungen Angst und Panik hervor. Fehlhandlungen sind dabei möglich und besonders gefährlich, da der Benutzer kaum Schmerz verspürt.

Bei höheren Dosierungen (10–50 mg) kann vorübergehend das Bewusstsein verloren gehen (Narkosemittel), anschließend fällt der Benutzer in einen regungslosen und starren Zustand. Hierbei kann der Körper die bizarrsten Stellungen einnehmen, die Willenskontrolle über den Körper geht verloren und Außenstehende können den Betroffenen wie eine Schaufensterpuppe umformen. Manche schätzen diesen Zustand, andere empfinden dabei starke Angst. Das Gefühl, von der Außenwelt abgeschnitten zu sein, verstärkt sich, und akustische Halluzinationen in Form von Stimmenhören treten häufiger auf. Das logische Denken funktioniert nicht mehr und artikuliertes Sprechen ist deutlich erschwert.

Bei Überdosierungen tritt ein tiefes Koma ein, das über Tage andauern kann. Todesfälle sind bei Dosierungen von 150–200 mg beschrieben worden.

Häufigere Anwendungen oder der längerfristige Gebrauch können zu Sprachstörungen, Störungen des Kurzzeitgedächtnisses und depressiven Verstimmungen führen. Eine psychische Abhängigkeit ist beobachtet worden, aber keine physische Abhängigkeit mit Entzugssymptomen.

Körperliche Wirkung: Hyperventilation, Bluthochdruck, Temperaturerhöhung mit Schwitzen, Übelkeit, Erbrechen, Schmerzlosigkeit. Bei höheren Dosierungen fallen der Blutdruck und die Herzrate markant ab. Die Muskeln kontrahieren derart kräftig, dass zuckende, unkoordinierte Bewegungen auftreten und exotische Körperhaltungen eingenommen werden. Bei höhere Dosierungen können auch epileptische Anfälle und Koma eintreten.

Neuere Erkenntnisse über die Neurotoxizität von NMDA-Antagonisten wie PCP, Dextromethorphan und Ketamin, aber auch Lachgas, weisen darauf hin, dass es eine spezielle Schädigung im Gehirn gibt, die nach dem Beschreiber **Onleys Läsionen** genannt werden. Hierbei handelt es sich um wie ausgestanzte Löcher aussehende Schädigungen in einigen Gehirngebieten. Die Schädigungen sind bis dato hauptsächlich bei Versuchstieren gesehen worden, jedoch lassen die zunehmenden Berichte über Benutzer von dissoziativen Substanzen die Vermutung zu, dass auch Menschen betroffen sein können.

Das Syndrom soll durch Gedächtnisstörungen, Konzentrationsstörungen und Minderung der Lernfähigkeit imponieren.

Herstellung

Die Herstellung von PCP ist relativ einfach und kann die Reaktion zwischen Cyclohexanon und Piperidin mit Acetoncyanhydrid ausnutzen. Es gibt mehrere unterschiedliche Syntheseverfahren, die lediglich den Umgang mit fraktionierten Destillationen erfordern.

In schlecht synthetisiertem PCP findet sich häufiger PCC (Piperidincyclohexancarbonitril). Bei einer Menge von 10–25 Prozent erzeugt PCC Magen-Darm-Krämpfe, blutiges Erbrechen, Durchfall und Kreislaufkollaps. PCC kann durch den fischartigen Geruch von Piperidin erkannt werden. Beim Rauchen erzeugt PCC Zyanid und kann Erstickungsanfälle hervorrufen. Bei einer Zyanidvergiftung hilft Frischluftzufuhr nicht mehr. Der Tod tritt durch innere Erstickung ein.

Reines PCP ist ein weißes, kristallines Pulver, das sich gut in Wasser oder Alkohol lösen lässt. Als Flüssigkeit oder Sirup ist illegales PCP meist bräunlich bis schwarz.

Drogenscreening-Untersuchungen

Da PCP in den USA weiter verbreitet ist als hier enthalten auch viele Schnelltests, die in Europa verkauft werden, die Möglichkeit, PCP-Einnahmen zu überprüfen. Wie bereits in Kapitel 13 (Ketamin) dargestellt, kann eine ärztlich verordnete Gabe von Ketamin (z. B. in der Kinderchirurgie) zu falsch positiven PCP-Befunden führen. PCP läßt sich 2–4 Tage nach einer einmaligen Einnahme im Urin nachweisen. Da die Substanz sich im Fettgewebe verteilt, kann es bei regelmäßigem Konsum durch die lange Verweildauer im Körper sowohl zu tagelangen Rauschzuständen kommen als auch zu entsprechend langen Nachweiszeiten.

Zusätzliches

Nur in ca. 5 Prozent aller Fälle wird PCP als solches verkauft. Eine Untersuchung zeigte, dass die Menge PCP, die in einer Kapsel oder Tablette tatsächlich vorhanden war, zwischen 1,3 bis 81(!) mg schwankte. Weitaus häufiger wird PCP als synthetisches THC, Meskalin, LSD oder anderes Halluzinogen oder Amphetamin verkauft. Insbesondere Angaben von synthetischem THC sind verdächtig, da diese Substanz extrem selten ist. Hierdurch werden häufig ungewollte PCP-Erlebnisse ausgelöst, die durch ihre unerwartete Wirkung eine noch stärkere Angst erzeugen können. Eine Einzeldosis PCP (Mengenangaben variieren zwischen 2 und 80 mg!) kostet ca. DM 15,-.

Psilocybin

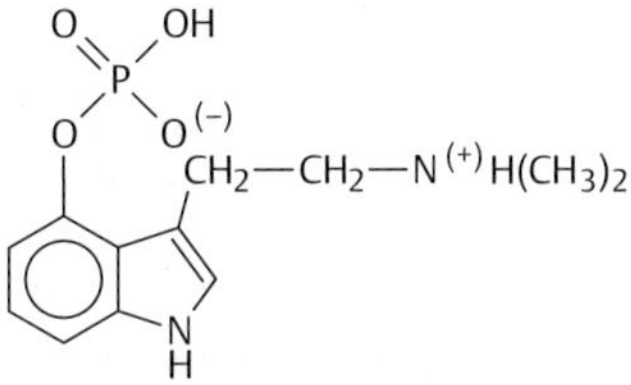

4-Phosphoryloxy-N,N-dimethyl-tryptamin (Psilocybin)

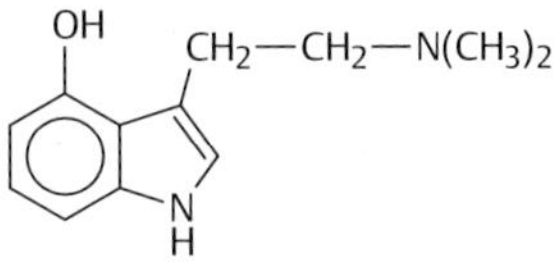

4-Hydroxy-N,N-dimethyl-tryptamin (Psilocin)

Anwendungsarten:

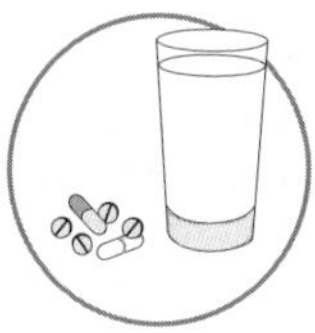

oral

Handelsübliche Formen:

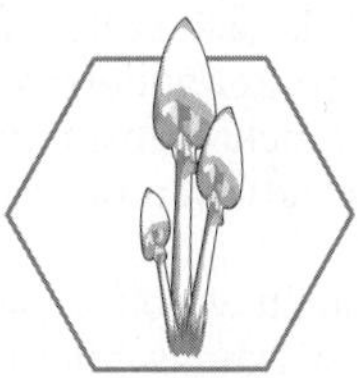

Pflanzenteile

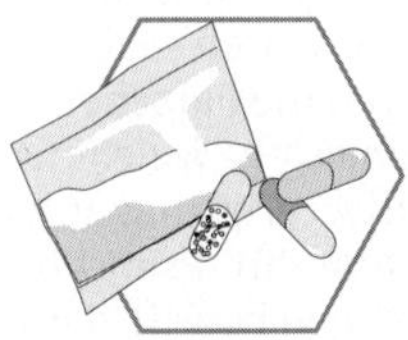

Pulver, Kapseln

Synonyme:

Magic Mushrooms, Pilze, Psilo's

Substanz

Psilocybin und sein Abbaustoff Psilocin sind psychoaktive Wirkstoffe, die in einigen Pilzgattungen vorkommen (*Psilocybe* oder *Stropharia, Copelandia, Panaeolus*, etc.). Manche Pilzarten tragen unterschiedliche Namen durch korrigierte Klassifikationen. Die meisten psilocybinhaltigen Pilze haben die Eigenart, als Zeichen der chemischen Reaktion zwischen Psilocin und Sauerstoff bei Verletzungen blau anzulaufen.

Es ist nicht bekannt, seit wann psilocybinhaltige Pilze für rituelle Zwecke eingenommen werden. Archäologische Bilder, Skulpturen und Gemälde, die den rituellen Gebrauch von (psilocybinhaltigen) Pilzen andeuten, sind in Europa, Afrika und auch Südamerika gefunden worden, einige von ihnen sind über 2000 Jahre alt. Insbesondere mittelamerikanische Heiler verwendeten psilocybinhaltige Pilze, während europäische und nordasiatische Schamanen eher Fliegenpilze (*Amanita muscaria*) eingenommen haben.

Wie auch beim Meskalingebrauch der mittel- und südamerikanischen Kulturen wurde die religiöse Einnahme von psilocybinhaltigen Pilzen von den spanischen Eroberern um 1600 verboten und mit Tod oder Folter bestraft. Unzählige Dokumente und Gebilde wurden zerstört, so dass eine Erforschung dieses rituellen Gebrauchs nicht mehr möglich ist.

Psilocybinhaltige Pilze wachsen auf der ganzen Welt, wobei 70 Prozent der Pilzarten in Südamerika zu finden sind. Lange Zeit war die inoffizielle Einnahme dieser halluzinogenen Pflanzen der westlichen Welt kaum bekannt, erst in den 50er Jahren wurde der Gebrauch wiederentdeckt. 1957 gelang es der Firma Sandoz, unter Mitarbeit von Dr. Albert Hofmann, Psilocybin als aktive Substanz der halluzinogenen Pilze zu benennen, zu isolieren und kurz danach vollsynthetisch herzustellen. Zuvor waren mehrere Versuche (unter anderem von der CIA) gescheitert, weil die Forscher die Substanz nicht selbst einnahmen und somit nicht wussten, welche isolierte Extraktionen der Gesamtlösung die psychoaktive Wirkung aufwies.

Das Patent für Psilocybin und Psilocin verblieb bei der Firma Sandoz, die schnell begriff, dass ein neues, wirkungsvolles Halluzinogen entdeckt worden war. Interessant war – im Vergleich zu LSD – insbesondere die kürzere Wirkungszeit, die therapeutische Anwendungen bequemer machen könnte. Insgesamt folgten mehr als 60 Forschungsprojekte mit Psilocybin von der Firma Sandoz. 1969 wurde die Anzahl von wissenschaftlichen Publikationen über die Wirkungsweise von Psilocybin auf über 1000 geschätzt.

Nach einigen Erlebnisberichten Anfang der 60er Jahre und vor allem nach Dr. Learys aufsehenerregenden Psilocybinexperimenten an Gefängnisinsassen im Harvard-Concord-Gefängnis stieg die allgemeine

Nachfrage und das Interesse an psilocybinhaltigen Pilzen. Zudem verbreitete sich zu dieser Zeit in den USA eine intensive Propaganda gegen LSD und seine angeblichen Nebenwirkungen. Viele Drogenbenutzer suchten deshalb „naturverbundenere" Halluzinogene. Getrocknete halluzinogene Pilze waren auch Anfang der 70er Jahre auf dem Schwarzmarkt gut erhältlich, es handelte sich jedoch zu über 99 Prozent um getrocknete Speisepilze mit Beimischungen von LSD, PCP oder anderen Halluzinogenen.

Erst 1974 wurde ein kleines Buch von den Autoren „O.T.Oss" & „O.N.Oeric" (Synonyme für Dennis & Terence McKenna und deren Freunde) auf dem amerikanischen Markt veröffentlicht, in dem eine einfache und effektive Züchtung psilocybinhaltiger Pilze für Amateure beschrieben wurde. Einerseits erhofften sich die Autoren eine rasche Verbreitung, die der Illegalisierung entgegenwirken könnte, andererseits sollte hierdurch die Kommerzialisierung, wie bei LSD, verhindert werden.

Bis heute sind nur wenige Verbesserungen der Amateurzüchtungen erfolgt. Sporen können (legal) gekauft werden und die Gesamtausrüstung für die Psilocybinpilzzucht kostet nicht mehr als DM 300,-. Damit können Hunderte bis Tausende Einzeldosierungen zu Hause hergestellt werden. Da jedoch sterile Arbeitsmethoden verlangt werden, erfolgte die erhoffte massive Verbreitung der Psilocybinpilzzucht nicht. Meistens werden kommerziell gezüchtete *Psilocybe cubensis* oder *Panaeolus cyanescens* getrocknet und illegal weiterverkauft, oder es werden ortsübliche psilocybinhaltige Pilze gesucht und frisch eingenommen. In Nordeuropa ist der „spitzkegelige Kahlkopf" (*Psilocybe semilanceata*) am weitesten verbreitet.

Durch mangelnde Erfahrungen bzw. unzureichendes Wissen über diese Pilze werden jährlich Hunderte von Vergiftungen oder Intoxikationen als Notfälle in den Krankenhäusern aufgenommen. Bei Verwechslungen können andere Giftpilze erhebliche Nieren- und Leberschädigungen hervorrufen, manchmal mit tödlichem Ausgang. Wegen des schwankenden Psilocybin- und Psilocingehalts der richtigen Pilze werden versehentlich erhebliche Intoxikationen hervorgerufen.

Der „spitzkegelige Kahlkopf" wächst wie andere Psilocybinpilze mit Vorliebe auf gedüngten, nassen Weiden (aber nie direkt auf Dung). Insbesondere im regnerischen Herbst nach einem warmen Sommer wachsen diese Pilze massenhaft und rufen in manchen Gegenden einen regelrechten Pilztourismus hervor.

Psilocybin erlebt gegenwärtig eine zweite Popularitätswelle. Grund hierfür ist wahrscheinlich seine relativ sanfte und gesellige Wirkung. LSD wird im Vergleich dazu als kalt, gnadenlos und entfremdend erlebt, bei ähnlichen (dosisabhängigen) Veränderungen des Erlebens und der Identität und einem vergleichbaren Spektrum an halluzinatorischen Erlebnissen. Vielfache Anspielungen auf Psilocybinpilze sind derzeit auf Schallplattenumschlägen, Konzertpostern etc. zu finden. Viele Erstbenutzer vergessen jedoch, dass Psilocybin zu den potenteren Halluzinogenen zählt und daher von der Wirkung und der Intensität mit Cannabis beispielsweise nicht zu vergleichen ist. Unter den gegenwärtigen Umständen ist es möglich, dass der Konsum und die Verbreitung von Psilocybin in den nächsten Jahren erheblich zunehmen wird, auch durch die gegenwärtige Verbreitung der *Psilocybe cyanescens* auf Holzmulch.

Gegenwärtig werden in holländischen smart-shops mehrere Psilocybinarten getrocknet verkauft (*Ps. Cubensis*, *Ps. Tampanensis* und *Panaelus cyanescens*).

Anwendungsweise

Psilocybin ist in allen Benutzungsarten wirkungsvoll. Da lediglich die Geschwindigkeit des Rauscheintrittes durch eine intravenöse Injektion deutlich gesteigert wird, hat diese Benutzungsart keine Bedeutung, zumal das meiste Psilocybin im illegalen Handel zu unrein zum Injizieren ist oder nur in Form von getrockneten Pilzen (Farbtafel IV, Abb. 7) vorliegt. Das Herauslösen des Psilocybins mit säurehaltigem Wasser oder Methanol bietet ebenfalls keine Vorteile gegenüber der oralen Einnahme von ganzen, getrockneten und pulverisierten Pilzen. Die zermahlenen, getrockneten Pilze werden gelegentlich in Gelatinekapseln verabreicht, um den etwas unangenehmen Geschmack zu vermeiden. Die Azteken haben deshalb bei offiziellen Feierlichkeiten gemahlene Psilocybinpilze mit Kakao zusammen getrunken.

Die Wirkungsweise vom Rauchen der Pilze wird widersprüchlich dargestellt. Einige berichten von einem schnellen Wirkungseintritt, andere über einen Geschmack wie verbranntes Leder und gänzliches Fehlen der Wirkung, was wahrscheinlich ist.

Wirkung

Nach 30–60 Minuten entfaltet sich ein traumhafter Zustand, der meist als angenehm und euphorisierend erlebt wird. Das Denken haftet an Nebensächlichkeiten, und reichhaltige Assoziationen überfluten Sinneseindrücke mit besonderen Bedeutungen. Meist wird über verstärkte oder verzerrte Sinneswahrnehmungen berichtet, die Empfindsamkeit und Einfühlsamkeit nimmt etwas zu. Im Gegensatz zu LSD wird dieser Wirkungseintritt (Rausch) von den meisten als sanfter, wärmer und weniger beängstigend erlebt.

Anschließend entfalten sich dosisabhängige Wirkungen, die auch vom erfahrenen Benutzer während des Rausches nur schwer von den Wirkungen von LSD zu unterscheiden sind. Kaleidoskopische, vibrierende Muster überlagern das Sichtfeld und projizieren sich auf vorhandene Gegenstände. Diese Elementarhalluzinationen verstärken sich in der Dunkelheit oder bei geschlossenen Augen. Der Benutzer versinkt in diesen Mustern, wobei die Formen sich immer komplexer und umfassender darstellen. Bei niedrigeren Dosierungen kann der Benutzer sich durch Willenskraft kurzfristig auf die Realität konzentrieren, gleitet jedoch bei mangelnden Außenreizen immer wieder in diese traumhaften Formen ab. Der Antrieb ist, im Vergleich zu Amphetaminen oder LSD, eher vermindert, es kommt gelegentlich vor, dass ein Psilocybinintoxikierter einschläft.

Mit Zunahme der Komplexität der Elementarhalluzinationen treten dingliche Pseudohalluzinationen auf. Die farbigen, beweglichen Muster nehmen dreidimensionale Formen an und bilden häufig Gesichter, Menschenkörper oder plastische Bilder und Landschaften. Oft wird davon berichtet, während dieser Rauschphase einen unsichtbaren Begleiter zu spüren. Manche erleben dies als beruhigend und vertrauenerweckend, andere entwickeln Angst vor Besessenheit und Verfolgung und können in Panik geraten.

Des öfteren wird über religiöse Erlebnisse und Lebenseinsichten berichtet, die wie bei LSD lebenslänglich, auch ohne weitere Drogeneinnahmen, bestehen können. Diese Peak-Experiences werden jedoch nicht alleine durch die Substanz oder eine starke Dosierung hervorgerufen, sondern scheinen eher von der momentanen Lebenssituation oder der Verfassung des Benutzers abhängig zu sein.

Psilocybin erzeugt, neben den oben geschilderten optischen Täuschungen insbesondere akustische Halluzinationen. Das „Stimmenhören" wird von vielen schamanischen Kulturen mit Respekt und Andacht akzeptiert. Benutzer, die eher aus oberflächlichen Gründen Drogen nehmen, können sich hierdurch rasch beeinträchtigt, manipuliert und dominiert fühlen.

Nach 2–4 Stunden klingen die Hauptwirkungen ab. Die Halluzinationen gehen in ihrer Intensität zurück, das formale Denken wird geordneter und die Grundpersönlichkeit und Identität des Benutzers kehren zurück. Danach muss man noch mit 1–2 Stunden Nachwirkungen in Form von assoziativen Auflockerungen, emotionaler Offenheit, teils mit mystischen Gefühlserlebnissen rechnen. Gelegentlich entsteht der Wunsch, über das Erlebte zu sprechen, wobei Wortfindungs- und Konzentrationsstörungen sowie erhöhte Ablenkbarkeit eine verbale Verständigung erschweren. Das endgültige Abklingen des Rausches in eine meist angenehme Schläfrigkeit erfolgt rasch. Auch bei sehr hohen Dosierungen klingen die Wirkungen nach 4–8 Stunden ab; im Vergleich zur Intensität des Rausches wirkt Psilocybin somit ungefähr halb so lange wie LSD.

Es bestehen auch nach Abklingen des Rausches verminderte körperliche Koordinationsfähigkeit, verzögerte Reaktionsbereitschaft und verringerte Konzentrationskraft bei erhöhter Ablenkbarkeit. Viele Benutzer überschätzen ihre Fähigkeiten durch das rasche Abklingen der Hauptwirkung, vergessen jedoch, dass sie noch beeinträchtigt sind und durch die immer noch vorhandene Pupillenerweiterung schlechter sehen und sehr leicht geblendet werden können.

Theoretisch sollten, wie bei allen Halluzinogenen, durch die Einnahme von Psilocybin Psychosen ausgelöst werden können. Es gibt jedoch wenig wissenschaftlich dokumentierte Fälle von reinen psilocybininduzierten Psychosen, was unter anderem dazu führte, dass Psilocybinpilze in Holland legal zu erhalten sind. Insbesondere bei unvorbereiteten und überforderten Benutzern können jedoch Angst und Verfolgungserlebnisse während des Rausches zu Fehlhandlungen führen. Bei hohen Dosierungen geht zeitweise die Realitätskontrolle gänzlich verloren und der Betroffene ist nicht in der Lage, auf sich selbst aufzupassen. Massive, gehäuft auftretende Fehlhandlungen mit selbst- oder fremdverletzenden Tendenzen, wie sie gelegentlich bei PCP, Amphetaminen und Kokain zu beobachten sind, tauchen bei Psilocybinintoxikationen eher selten auf.

Körperliche Wirkung: Zu Beginn der Intoxikation tritt häufiger Gähnen ohne Müdigkeit auf. Übelkeit, Kältegefühl und Koordinationsstörungen können sich bemerkbar machen. Nach etwa einer halben Stunde wird meist über starkes körperliches Wohlbefinden, Erholtsein, Gesundsein und Vitalität berichtet. Meist sind die Pupillen, individuell unterschiedlich, stark erweitert; gelegentlich tritt Mundtrockenheit auf.

Nach Abklingen der psychischen Wirkungen wird das Gefühl der Vitalität tendenziell durch Erschöpfung, Müdigkeit und körperliche Verlangsamung ersetzt. Ein Kater am Tag danach ist nicht zu beobachten, die meisten Benutzer sind am folgenden Tag allerdings etwas antriebsreduziert und ruhig.

Eine physische Abhängigkeit ist nicht bekannt, es tritt jedoch rasch eine Toleranz auf, die bei sehr häufigem Gebrauch zu immer höheren Dosierungen zwingt. Diese Toleranz überträgt sich auch auf andere potente Halluzinogene wie LSD und Meskalin (Kreuztoleranz). Die Kreuztoleranz verschwindet gänzlich nach einer Woche Abstinenz. Statt zu häufigeren Einnahmen führen Psilocybinerlebnisse eher zu dem Verlangen, einige Tage oder gar Monate Abstinenz einzuhalten. Die meisten Benutzer äußern dennoch den Wunsch, irgendwann einen erneuten Psilocybinrausch erleben zu wollen. Langzeitnebenwirkungen oder Dauerschädigungen bei gelegentlichem Gebrauch sind nicht bekannt.

Herstellung

Psilocybin kann mit Indolen als Ausgangsmaterial vollsynthetisch hergestellt werden. Die meisten Indolpräparate und Tryptamine, die benutzt werden können, sind leicht erhältlich. Die weiterführenden chemischen Reaktionen bedürfen jedoch mehr als nur der Chemiekenntnisse eines Amateurs. Da die Züchtung von psilocybinerzeugenden Pilzen im Vergleich zur Synthese so viel einfacher ist, ist die Menge an illegal verkauftem, vollsynthetisch hergestelltem Psilocybin minimal und stellt eine absolute Rarität auf dem Schwarzmarkt dar. Eine Extraktion von Psilocybin aus Pilzmycelium mit Essigwasser oder Methanol ist denkbar einfach, aber auch dieser Schritt wird meist ignoriert, da getrocknete Pilze kaum andere störende Wirkstoffe enthalten und somit einfach pulverisiert verkauft werden.

Nach dem Erhalt der Sporen von eindeutigen Stämmen, die per Versand oder in der Natur zur Verfügung stehen, wird auf Agarplatten weitergezüchtet. Hier können Kolonien von anderen Substanzen wie Schimmel oder Bakterien leicht erkannt werden und durch Weiterimpfung des Myceliums auf neue Agarplatten umgangen werden. Nachdem eine wachstumskräftige, reine Myceliumskolonie gezüchtet worden ist, wird sie auf sterilisiertem Roggen oder Reiskörnern weitergezüchtet. Hier verbreitet sich das Pilzmycelium als große weiße Masse. Anschließend müssen die Roggenkulturen lediglich mit etwas sterilisierter Erde bedeckt werden, und nach etwa 2–3 Wochen treten die Fruchtkörper der Pilze reichhaltig auf.

Diese Technik könnte theoretisch innerhalb von sechs Wochen zu einem kontinuierlichen Bestand an Pilzen führen und hundertfache Einzeldosierungen als Pilzernten erzeugen. Da jedoch eine große Genauigkeit bei jedem Einzelschritt notwendig ist und die Kulturen, besonders anfangs, vollständig steril gezüchtet werden müssen, scheitern die meisten Benutzer an der Selbstherstellung dieser Substanz. Die professionellen Pilzzüchter für essbare Pilze dagegen müssen lediglich kleinere Umstellungen in Kauf nehmen, um anschließend den Schwarzmarkt mit Psilocybinpilzen zu versorgen. Die meisten getrockneten Pilze auf dem Schwarzmarkt sind somit entweder semiprofessionell gezüchtet oder vom engeren Freundeskreis in der Natur gepflückt worden.

Psilocybin oxidiert und denaturiert in Verbindung mit Licht oder Sauerstoff. Getrocknetes Pflanzenmaterial kann hierdurch rasch an Wirkung verlieren. Eine weitere Gefahr stellt der erheblich schwankende Psilocybingehalt der Pilze dar – unter denselben Bedingungen gezüchtete Pilze können Konzentrationsunterschiede in zehnfacher Höhe aufweisen. Der übliche Gebrauch, Dosierungen in Anzahl von getrockneten Pilzen oder Gramm Trockenmaterial anzugeben, birgt in sich eine große Gefahr von Fehldosierungen.

Drogenscreening-Untersuchungen

Psilocybin wird in der Leber zu Indolessigderivaten metabolisiert und dann über die Nieren ausgeschieden. Psilocybin wird in den üblichen Schnelltests nicht erfasst. Ein Nachweis im Urin ist durch RIA oder Gaschromatographie/Massenspektrographie für ca. 1–3 Tage nach der Substanzeinnahme möglich. In den meisten Labors wird der Nachweis von Psilocybin nur als Sonderanforderung durchgeführt.

Zusätzliches

Trotz der Tatsache, dass der Besitz, der Verkauf und die Herstellung von Psilocybin und psilocybinhaltigen Pilzen ohne Sondergenehmigung illegal ist, verbreitet sich der Psilocybingebrauch weiter. Es ist erlaubt, sterile Sporen von Vertriebsstellen und Organisationen zu kaufen. Es gibt gegenwärtig sogar im Internet einige Verkäufer von sterilisierten Spritzen mit Psilocybe cubensis-Sporen, die auch sämtliche Bedarfsartikel zur Pilzzucht liefern. Lediglich der eindeutige Besitz von Pilzkörpern oder Mycelium, mit dem Ziel, sich oder andere zu berauschen, ist illegal. Zudem ist das Pflücken von Psilocybinpilzen in der Natur praktisch nicht zu unterbinden.

Bei vielen Teenagern wird diese Substanz gegenwärtig als eine sichere und teilweise sogar angeblich legale (!) Substanz verteilt und eingenommen. Da die meisten Erstkonsumenten ähnliche Wirkungen wie bei Cannabis erwarten, gibt es wegen mangelndem Wissen insbesondere bei dieser Substanz sowohl bei den Benutzern als auch bei den besorgten Helfern momentan sehr viele tragische Missverständnisse. Dafür werden die Pilze meist aber auch nur über einen begrenzten Zeitraum genommen (experimenteller Gebrauch).

Eine Einzeldosierung (mit stark schwankenden Wirkstoffkonzentrationen) psilocybinhaltiger Pilze kostet ca. DM 20,- (1 g getrocknete Pilze).

Salvia divinorum

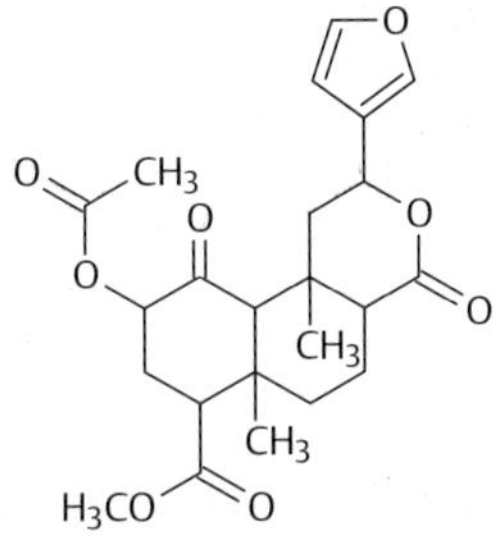

Salvinorin A

Anwendungsarten:

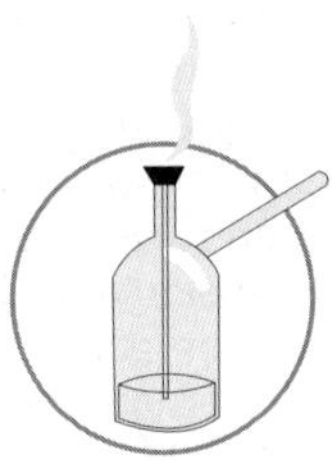

Rauchen

Handelsübliche Formen:

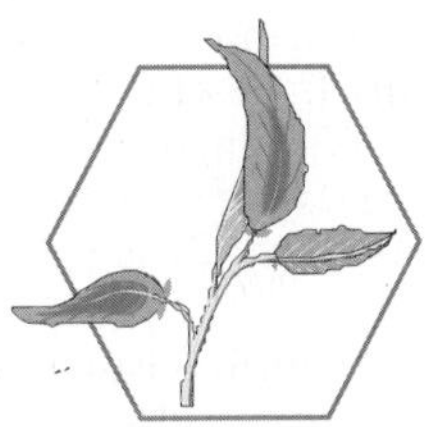

Pflanzenmaterial

Synonyme:

Azteken-Salbei

Substanz

Die Verwendung des „Aztekensalbeis" Salvia divinorum bei den südamerikanischen Schamanen ist wahrscheinlich so alt wie die rituelle Nutzung von Psilocybinpilzen. Lange Zeit war diese besondere Salbeisorte ein seltenes Kuriosum für Ethnologen und Ethnopharmakologen, da sie nur im Mazatekengebiet Oaxaca, Mexiko, wild wächst. Sie ist nicht mit der Gewürzpflanze salvia officinalis zu verwechseln, die in fast jedem Kräutergarten wächst und nicht psychoaktiv ist.

Die Indianer benutzten geringe Dosierungen von Salvia als Volksmedizin und größere psychoaktive Mengen als visionsinduzierende Substanz. Hierbei werden 8–13 frische Blätter gekaut, nicht gegessen, da die Wirkung nur über die Substanzaufnahme durch die Schleimhäute zu erhalten ist. Getrocknete Blätter werden geraucht.

Gordon Wasson beschrieb in unserer Kultur zuerst im Jahre 1962 die psychoaktive Wirkung von salvia divinorum und nahm die ursprüngliche lebende Pflanze mit in die USA, wovon heute die meisten kultivierten Pflanzen in den USA und auch in Europa abstammen. Im selben Jahr wurde die Pflanze von Carl Epling und M. Játiva botanisch beschrieben. Sie ist eine immergrüne Staude, die bis zu einem Meter hoch werden kann. Charakteristisch sind die fast viereckigen Stengel, aus denen die tiefgrünen Blätter gegenständig herauswachsen. Sie können bis zu 10 x 20 cm groß werden. Die Pflanze blüht nur selten im Freien, noch seltener ist die Samenbildung. Es ist bisher niemandem gelungen, eine Pflanze aus Samen zu kultivieren. Die hauptsächliche Vermehrung erfolgt durch die Stecklinge von lebenden Pflanzen.

Bisherige Versuche, die psychoaktive Substanz zu isolieren oder zu beschreiben, schlugen fehl. Nicht einmal Albert Hoffmann gelang die nähere Beschreibung der psychoaktiven Substanz. Erst in den achtziger Jahren wurden die Diterpene Salvinorin A und Salvinorin B von Alfredo Ortega entdeckt und chemisch beschrieben. Die systematische Beschreibung der psychischen Wirkungen von Salvinorin A beim Menschen erfolgte erst 1993 durch Daniel Siebert. Salvinorin B ist noch nicht ausreichend erforscht. Es ist auch nicht bekannt, ob diese Substanz psychoaktiv ist.

Das Erstaunliche bei Salvinorin A ist nicht nur der erhebliche Unterschied zu anderen psychoaktiven Substanzen, die meistens als Alkaloide vorliegen. Salvinorin A ist zudem die psychoaktiv wirksamste Substanz im Pflanzenreich. Bereits bei einer Dosierung von 150 Millionstel Gramm ist Salvinorin A deutlich psychoaktiv und daher zusammen mit LSD und einigen synthetischen Fentanylderivaten eine der stärksten Drogen überhaupt!

Seit über 10 Jahren haben die erstaunlichen Erlebnisberichte über die Einnahme dieser Pflanze zur erheblichen Verbreitung geführt. Salvia-

Pflanzen werden in den USA und in Europa von vielen Benutzern privat gezüchtet, Stecklinge können über eine Vielzahl von Versandhändlern erworben werden und die getrockneten Blätter werden zum Teil auch in holländischen smart-shops verkauft. Meines Wissens ist der Besitz oder der Gebrauch von Salvia divinorum in keinem Land illegal.

Anwendungsweise

Da Salvinorin A nicht wasserlöslich ist, sind intravenöse oder intramuskuläre Injektionen noch nicht beschrieben worden. Die Substanz muss entweder geraucht oder durch langes Kauen über die Schleimhäute der Mundhöhle aufgenommen werden.

Da meistens die getrockneten Blätter der Pflanze weitergegeben oder weiterverkauft werden, ist das Rauchen von 2–8 zerkleinerten Blättern, vorzugsweise in Wasserpfeifen, die häufigste Anwendungsweise. Reines Salvinorin A oder konzentrierte Pflanzenextrakte können auf Aluminiumfolie verdampft und inhaliert werden (Blechrauchen, siehe Kapitel 12, Heroin). Reines Salvinorin A ist auch für Forschungszwecke eine Rarität.

Wirkung

Obwohl Salvinorin A in der getrockneten Pflanze relativ stabil sein soll, können aufgrund der Art des Trocknens, der Lagerung oder dem Alter erhebliche Unterschiede in der psychischen Wirkung derselben Menge der Droge auftreten. Einige Benutzer berichten über die phantastischen und bizarren Wirkungen der Droge nach dem Rauchen von einigen Blättern. Andere Benutzer spüren kaum mehr als einen milden Rausch, wie unter Alkohol oder Marihuana.

Bei den Versuchen, die aktive Substanz zu konzentrieren oder zu isolieren, entstehen noch größere Möglichkeiten für Abweichungen von der Dosis. Bei einem so potenten Wirkstoff wie Salvinorin A, der so bizarre psychische Wirkungen hervorrufen kann, sollten unerfahrene Benutzer DRINGEND davor gewarnt werden, unbekannte Mengen von konzentriertem Salvia-Extrakt zu sich zu nehmen.

Der Salvia-Rausch tritt oral nach 5–10 Minuten auf. Recht rasch baut sich die Hauptwirkung auf, bleibt ca. eine Stunde bestehen und klingt langsam im Verlauf einer weiteren Stunde ab. Beim Rauchen tritt die Wirkung schlagartig nach ca. 30 Sekunden ein, besteht 5–10 Minuten und ist nach 30 Minuten abgeklungen.

Bei niedrigeren Dosierungen können halluzinogene Rauschzustände mit Farb- und Formverzerrungen, wie bei einem LSD-Rausch, erzielt werden.

Kennzeichnend für einen vollen Salvia-Rausch ist allerdings die fast unbeschreiblich bizarre Verzerrung der Bewusstseins- und Erlebniszustände. Erfahrene Benutzer schildern den Salvia-Rausch als identitätsauflösender als die Wirkung von Ketamin und bizarrer und wirklichkeitsverzerrender als die Wirkung von hohen Dosierungen DMT. Es soll sich hierbei um einen der erschreckendsten und vereinnahmendsten Rauschzustände handeln, die es überhaupt unter Drogeneinfluss gibt. Unerfahrene Benutzer, die leichtfertig (zu viel) Salvia zu sich genommen haben, unterliegen meist der panischen Überzeugung, endgültig wahnsinnig geworden zu sein und glauben, dass das Universum, so wie sie es kennen, aufgehört hat zu existieren.

Um das Bizarre im Rausch darzustellen, können hier einige Erlebnisinhalte angeführt werden. So haben manche Benutzer erlebt, wie sie sich in Objekte verwandeln (z. B. gelbkarierte Pommes Frites, frische Malerfarbe, eine Hauswand, ein Stuhlbein, eine Schublade usw.). Andere erleben die Realität und die Zeit als klebrige, anfassbare Objekte, die sie berühren und verändern können. Es können die makabersten Mischungen aus früheren Erlebnissen sowie szenische Halluzinationen auftreten, ohne dass das Ich-Gefühl sich ändert.

Meistens ist der Benutzer direkt nach dem Erlebten heilfroh, dass die Substanz nur relativ kurz wirksam ist. Das Außergewöhnliche an den Erlebnissen verlockt jedoch einige Benutzer dazu, ihre Angst zu überwinden, um nach einigen Wochen oder Monaten die Substanz erneut zu probieren.

Körperliche Wirkung: Nähere Untersuchungen zu den körperlichen Wirkungen oder zu möglichen Langzeitnebenwirkungen liegen noch nicht vor. Es sind Mengen bis zu 2 mg (2000 µg) Salvinorin A ohne bleibende körperliche Schädigungen eingenommen worden. Dabei traten jedoch dermaßen beeindruckende psychische Erlebnisse auf, dass die Benutzer die Substanz wohl kaum erneut in diesen Dosierungen einnehmen werden. Eine Eigenart im Salvia-Rausch ist die Tatsache, dass viele Benutzer aussehen wie erschrockene Tiere oder eine Gesichtsmimik haben, die maskenhaft und leer wirkt. Viele Benutzer stehen im Rausch auf, gehen herum, stolpern über Gegenstände oder laufen gegen Wände, so dass ein nüchterner „Aufpasser" notwendig ist, um selbst- und fremdgefährdendes Verhalten auszuschließen. Nach dem Rausch können die Benutzer sich an diese Ereignisse nicht mehr erinnern.

Herstellung

Salvia divinorum Pflanzen können im ethnobotanischen Versandhandel weltweit gekauft werden. Die Stecklinge werden 1–2 Wochen in Wasser gesetzt und entwickeln rasch Wurzeln. Nach dem Umpflanzen in Blumenerde brauchen die Pflanzen nur reichlich Licht (keine direkte Sonnenbestrahlung) und Feuchtigkeit. Die Blätter können bald geerntet und die 5–10 cm langen Spitzen abgeschnitten werden, um neue Stecklinge zu erzeugen.

Eine grobe Extraktion der Diterpene kann mit organischen Lösungsmitteln wie Benzin oder Aceton erfolgen. Die weitere Isolation von Salvinorin A verlangt allerdings ein gut ausgerüstetes analytisches Labor für die Trennung der einzelnen Inhaltsstoffe.

Drogenscreening-Untersuchungen

Es ist nicht bekannt, wie Salvinorin A im Körper des Menschen abgebaut wird. Eine Drogenscreening-Kontrolle, um zu sehen, ob jemand Salvia divinorum eingenommen hat, ist gegenwärtig praktisch nur für Forschungszwecke möglich.

Zusätzliches

Wahrscheinlich wird der Gebrauch von Salvia divinorum selbstbeschränkend sein und nur von den Benutzern weitergeführt werden, die mit diesem bizarren Rausch umgehen können. Bis dahin sollten jedoch unerfahrene Benutzer auf die möglichen Wirkungen aufmerksam gemacht werden. Durch die Tatsache, dass Salvia divinorum legal und nicht besonders schwer zu erwerben ist, wird möglicherweise die starke psychische Wirkung von manchen Menschen unterschätzt.

4–5 Gramm Salvia divinorum-Blätter kosten ca. DM 20,-. Salvinorin A ist so selten, dass es hierfür keinen Markt gibt.

Schnüffelstoffe

Organische Lösungsmittel (z. B. Trichloräthylen, Toluol)

Anwendungsarten:

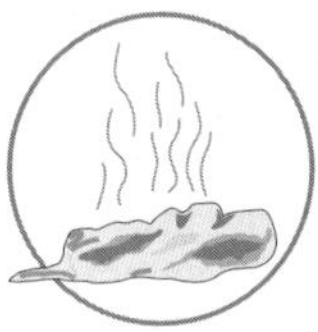

Inhalation

Handelsübliche Formen:

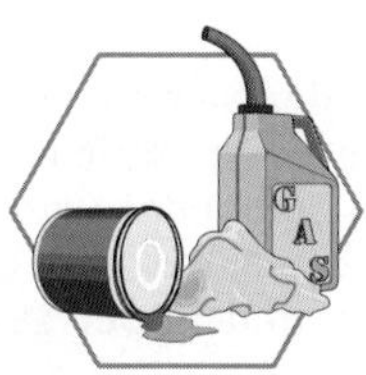

kommerzielle Verpackungen

Synonyme:

keine

Substanz

Unter Schnüffelstoffen werden unterschiedliche organische Lösungsmittel verstanden, deren Dämpfe beim Inhalieren einen Rausch hervorrufen. Es existieren über 1400 verschiedene Substanzen, die hierzu benutzt werden können, z. B. Farbverdünnungsmittel, Feuerzeuggas, fettlösende Chemikalien und Klebstoffe. Der Gebrauch von Schnüffelstoffen ist keine Seltenheit, sie gehören zu den vier am häufigsten genutzten Rauschdrogen.

Meistens werden Schnüffelstoffe von jungen Menschen verwendet. Auffällig ist insbesondere die Anhäufung von Benutzern in den unteren sozialen Schichten sowie die Tatsache, dass die meisten männlich sind. Da die Substanzen leicht erhältlich und billig sind, kommen sie häufig als Ersatzdroge für Alkohol oder Cannabis zum Einsatz. Es ist selten, dass Erwachsene, die Zugang zu anderen Drogen haben, Schnüffelstoffe benutzen. Etwa 5–10 Prozent aller Jugendlichen haben irgendwann einmal Schnüffelstoffe ausprobiert.

Jährlich sterben in England ca. 100 Jugendliche an der akuten Giftwirkung der Schnüffelstoffe, die Zahlen dürften in Deutschland ähnlich sein. Eine jahrelange Abhängigkeit ist aufgrund der starken Nebenwirkungen selten zu beobachten. Schnüffelstoffabhängige sind jedoch durch die starken Persönlichkeitsveränderungen extrem schwer zu behandeln. Im Vergleich zu anderen Drogen erzeugen Schnüffelstoffe die höchste Rate an Organschädigungen und verursachen die meisten Todesfälle beim Erstgebrauch.

Anwendungsweise

Schnüffelstoffe werden, wie der Name schon sagt, inhaliert. Eine intravenöse oder orale Aufnahme dieser Stoffe würde eine lebensgefährliche Vergiftung zur Folge haben. Entweder werden die Dämpfe direkt aus Kanistern, Flaschen oder Tuben eingeatmet oder ein Stofftuch wird mit dem Lösungsmittel getränkt und in der geschlossenen Hand vor die Nase gehalten.

Feuerzeuggase (meist Butan) werden entweder direkt aus den Feuerzeugen eingeatmet oder Hohlräume wie Jackenärmel oder Tüten werden mit Gas gefüllt, um daraus zu inhalieren.

Um die Wirkung zu steigern, werden manchmal Papier- oder Kunststofftüten innen mit Lösungsmitteln oder Klebstoffen benetzt und als „Atemmaske" benutzt. Die Erstickungsgefahr ist bei dieser Methode besonders groß.

Manche Benutzer schnüffeln in kleineren Gruppen, um aufeinander aufpassen zu können. Dies findet aufgrund der verräterischen

Gerüche meist an abgelegenen Orten statt. Eine ritualisierte Einnahmeform hat sich noch nicht entwickelt.

Wirkung

Die genauen Wirkungsweisen der einzelnen Substanzen auf das Gehirn sind, wie bei Lachgas, noch unbekannt. Es wird vermutet, dass sie die Membranfunktionen der Gehirnzellen stören.

Der Rausch tritt einige Sekunden nach der Inhalation auf und klingt nach einigen Minuten wieder ab. Bei wiederholten Inhalationen können Rauschzustände stundenlang aufrechterhalten werden. Zuerst wird eine Benommenheit mit unterschiedlich starkem Kontrollverlust und Euphorie erlebt. Der Benutzer fühlt sich leicht, sorglos und weniger gehemmt. Manche Konsumenten haben das Gefühl, stimuliert und übermenschlich stark zu sein, was zu schwerwiegenden Fehlhandlungen führen kann. Bei höheren Konzentrationen können starke Halluzinationen und Bewusstlosigkeit auftreten.

Körperliche Wirkung: Recht häufig treten beim Inhalieren Erbrechen, Schnupfen, Husten und Nasenbluten auf. Während des Rausches können sich Hörminderung und Kribbelempfindungen in Händen und Füßen einstellen.

Die Langzeitnebenwirkungen sind unterschiedlich und von den einzelnen Substanzen abhängig. So können bei Toluol Gehirnschädigungen mit Gehörverlust, Gleichgewichts- und Konzentrationsstörungen auftreten. Bei Hexan und Benzin können Polyneuropathie (Schädigung der langen Nervenbahnen), Knochenmarkschädigung und Muskelspasmen entstehen und bei chlorierten Kohlenwasserstoffen Lungenödeme, Leber- und Nierenschädigungen.

Plötzliche Todesfälle treten meistens durch Herzrhythmusstörungen und Ausfall des Atemzentrums im Gehirn auf. Ersticken am eigenen Erbrochenen ist eine weitere Todesursache beim Schnüffeln.

Herstellung

Eine illegale Herstellung ist nicht nötig, da genügend industriell hergestellte Substanzen frei verkäuflich sind.

Drogenscreening-Untersuchungen

Schnüffelstoffe werden nicht in Drogenscreening-Untersuchungen überprüft.

Zusätzliches

Insbesondere bei dieser Droge sind viele Todesfälle bzw. Langzeitschädigungen auf mangelndes Wissen zurückzuführen. So ist den wenigsten Benutzern des derzeit so populären Feuerzeuggases bekannt, dass akutes Herzversagen die häufigste Todesursache ist. Auch bei einigen „Tricks“, wie z. B. Feuerspucken durch das Hinauspusten von Butangas in eine Flamme, wird vergessen, dass die Substanz auch über die Schleimhäute und Atemwege aufgenommen wird.

Durch die Vielzahl der Substanzen, die zum Schnüffeln benutzt werden können, wird es immer leicht und billig sein, sich mit Schnüffelstoffen zu berauschen.

25 Intoxikationsleitzeichen

Allgemeine Bemerkungen

Die beiden folgenden Kapitel über Intoxikationsleitzeichen und Notmaßnahmen stellen den Versuch dar, in komprimierter Form demjenigen eine Hilfestellung zu geben, der die Aufgabe hat oder in die Situation kommen kann, einem Drogenintoxikierten zu helfen. Es soll nochmals betont werden, dass eine Zusammenfassung von Situationen, die durch eine pharmakologische Bewusstseinsveränderung erzeugt wurden, nur sehr verallgemeinernd sein kann. Das Problem kann vielleicht folgendermaßen dargestellt werden: Jeder Mensch ist unterschiedlich, jede Bewusstseinsveränderung einzigartig und die Reaktionen des einzelnen auf unterschiedliche psychoaktive Substanzen unvorhersehbar. Wenn in dieser komplexen Situation zudem äußere Einflüsse miteinbezogen werden müssen, stellt jede Drogenintoxikation und die damit verbundene Notsituation eine ganz besondere Herausforderung dar.

Erst unter Berücksichtigung dieser Tatsachen können Verallgemeinerungen zustande kommen. Diese beiden Kapitel können nur dann eine Anleitung für die Praxis sein, wenn man sich die Vorkenntnisse über die unterschiedlichen Substanzen aus den vorherigen Kapiteln angeeignet hat.

Intoxikationsleitzeichen der Substanzen

Unter dem Begriff „Intoxikationsleitzeichen" werden die typischen Zeichen und Wirkungen eines „Highs" unter psychoaktiven Drogen dargestellt. Für viele Helfer ist es wichtig zu wissen, was der Betroffene eingenommen hat. Gezielte medikamentöse Behandlungen sind erst danach möglich, werden hier jedoch nicht besprochen. Auch allgemeine Hilfsmaßnahmen sind davon abhängig, wie der Betroffene darauf reagiert.

Auch für den Betroffenen selbst kann es hilfreich sein, einschätzen zu können, welche Substanz in seinem Körper aktiv ist. Es passiert häufig, dass eine Tablette oder ein Pulver als Amphetamin oder Ecstasy verkauft wurde, der Benutzer jedoch erst während der Anwendung merkt, dass damit etwas nicht stimmt oder nicht den Erwartungen entspricht. Wenn die Selbstkontrolle noch besteht, kann anhand grober Schätzungen beurteilt werden, um welche Substanz es sich handelt. Falls die Selbstkontrolle nicht mehr erhalten ist, wird es zum Problem der hinzukommenden Helfer.

Allgemein kann gesagt werden, dass Drogen in fünf Untergruppen eingeteilt werden können. Es gibt differierende Einteilungen, hier werden die folgenden Drogengruppen unterschieden:

- sedierende Substanzen
- stimulierende Substanzen
- halluzinogene Substanzen
- entaktogene Substanzen
- dissoziative Substanzen.

Durch diese Einteilung lassen sich Drogenintoxikationen grob einschätzen, so dass mögliche Hilfsmaßnahmen erleichtert werden. Trotzdem sollte betont werden, dass alle Drogen kurzfristig alle Symptome zeigen können. Die Einschätzung wird sich also der Beobachtungsdauer anpassen müssen, um die Leitzeichen klarer erkennen zu können. Zudem können allgemeine Hilfsmaßnahmen Veränderungen hervorrufen, die die Einschätzung ändern oder sogar erleichtern. Es ist sehr schwer, eine Einschätzung nach einer kurzen Beobachtungszeit (ca. 5 Minuten) vorzunehmen. Eingreifende und möglicherweise gefährliche Hilfsmaßnahmen sollten daher erst nach einer ausreichenden Beobachtungszeit erfolgen.

Das Wort „entaktogen“ kennzeichnet Substanzen, die weder typisch stimulierende Wirkung noch eindeutig halluzinogene Wirkung zeigen, aber eine besondere Rauschqualität haben. Nachdem Ecstasy ohne Erfolg teilweise als Amphetaminderivat, teilweise als Halluzinogen klassifiziert wurde, sind in der Literatur seit einigen Jahren die Begriffe „Entaktogene“ oder „Empathogene“ (Empathie oder Mitgefühl hervorrufend) benutzt worden. Hochdosierte Entaktogenintoxikationen sind schwer von stimulierenden oder halluzinogenen Intoxikationen zu unterscheiden.

Es sollte immer versucht werden, so viele Informationen wie möglich zu erhalten, vorzugsweise von Außenstehenden oder Anwesenden. Diese Befragung ist notwendig, da der Betroffene selbst mit seinem Erleben beschäftigt ist und daher am wenigsten berichten kann, wann die Wirkung eintrat, was genau passierte und welche Eigenschaften der Rausch hat. Dafür kann der Betroffene am besten selbst angeben oder andeuten, was er gerade erlebt und ob er Angst hat oder nicht. Erstaunlich oft beantworten Drogenintoxikierte gerade diese Fragen gut und gerne. Andere wichtige Antworten auf Fragen nach Dauer und Zeitpunkt der Einnahmen, vorherigen Ereignissen und Mengenangaben fallen den Intoxikierten aber meistens sehr schwer.

Einteilung der Substanzen

Sedierende Substanzen
- Cannabis (zum Teil)
- Fliegenpilz
- GHB
- Heroin
- Lachgas
- Opium und Opioide

Stimulierende Substanzen
- Amphetamine
- Euphoria
- Kokain

Halluzinogene Substanzen
- Cannabis
- DMT
- DOM
- Engelstrompete
- LSD
- Meskalin
- Psilocybin
- Salvia divinorum (zum Teil)
- 2C-B
- 2C-T-2
- 2C-T-7

Entaktogene Substanzen
- MDE, MDA etc.
- MDMA
- MTA (zum Teil)

Dissoziative Substanzen
- Ketamin
- Lachgas (zum Teil)
- PCP
- Salvia divinorum (zum Teil)

Intoxikationsleitzeichen der Substanzgruppen

Sedierende Substanzen

Müdigkeit und Antriebsminderung kommen fast immer vor, besonders beim Abklingen des Rausches. Teilweise zeigt sich eine heitere Albernheit, teilweise eine ruppige Gereiztheit. Deutliche Koordinations-, Merkfähigkeits-, und Konzentrationsstörungen sind vorhanden, wobei das formale Denken eher erhalten bleibt. Eine allgemeine Muskelerschlaffung und eine lallende Sprache des Betroffenen machen sich bemerkbar. Die Pupillengröße ist unterschiedlich, entweder verändert oder normal.

Als Komplikationen sind Bewusstlosigkeit, Atemstillstand und Ersticken an Erbrochenem zu beachten.

Stimulierende Substanzen

Das Leitzeichen ist die Antriebssteigerung mit erhöhter Wachheit, verbunden mit Rededrang, Tatendrang und Unruhe. Meist haben die Betroffenen eine deutlich erhöhte Selbstsicherheit und/oder Selbstüberschätzung bis hin zur schroffen Arroganz und Nichtbeachtung anderer. Schlaf ist nicht möglich, die Aufforderung, sich hinzulegen und ruhig zu sein, kann bei Angstzuständen zu noch mehr Angst und Unruhe führen. Die Muskulatur ist meistens angespannt, bei verstärkten Reflexen. Die Pupillen können sowohl leicht verengt als auch leicht erweitert sein.

Als Komplikationen treten häufig Angst (Verfolgungsangst), Tastsinnhalluzinationen in Form von kleinen krabbelnden Tieren und Aggressivität auf. Auf Krampfanfälle, Bluthochdruckkrisen und Herzrhythmusstörungen ist zu achten.

Halluzinogene Substanzen

Wie der Name sagt ist das halluzinatorische Erleben das Leitsymptom. Meistens werden Farben, Formen und Sinneseindrücke in traumhaften Zuständen vermischt. Der Betroffene ist entweder aktiv mit dem Erlebten beschäftigt oder versinkt immer wieder in eine tagtraumähnliche Zurückgezogenheit. Je nachdem, wie das Erlebte aufgefasst wird, ist der Betroffene erregt oder ruhig. Meistens wird über mystische und magische Beziehungen berichtet. Das formale Denken ist deutlich beeinträchtigt, der Begriff Zeit schwer zu verstehen und eine sprachliche Verständigung kann sehr kompliziert sein. Die Körpersprache ist allerdings meistens sehr ausdrucksvoll und für die Kommunikation nützlich. Anforderungen an den Betroffenen (wie z. B. Kleider an- oder auszuziehen) können kaum durchgeführt werden, da der Betroffene zu „durcheinander“ ist. Die Pupillen sind meist deutlich erweitert.

Die gefährlichsten Komplikationen sind die angstvollen, selbst- und fremdgefährdenden Fehlhandlungen, die der Betroffene unter halluzinatorischem Einfluss begehen kann.

Entaktogene Substanzen

Offenheit, Glückseligkeit und Einfühlsamkeit prägen den Rausch. Es kann auch zu gereizten und ängstlichen Reaktionen kommen, aber das Leitzeichen ist die gefühlsmäßige Empfindlichkeit. Sowohl eine leichte Antriebssteigerung als auch eine leichte Antriebsminderung sind möglich. Die Pupillen sind meist deutlich erweitert.

Komplikationen sind: Überschätzung der körperlichen Ausdauer und Fehlhandlungen durch Kritiklosigkeit und Mangel an sozialen Hemmungen. Zudem ist auf Krampfanfälle, Bluthochdruckkrisen und Herzrhythmusstörungen zu achten.

Dissoziative Substanzen

Da diese Substanzen als Narkosemittel entwickelt worden sind, treffen viele Eigenschaften der sedierenden Substanzen auch hier zu. Zudem hat der Betroffene meistens eine deutlich verzerrte Körperwahrnehmung, Entfremdungsgefühle, Schmerzlosigkeit und manchmal das Gefühl der Körperlosigkeit. Auch massive Fehlhandlungen, die an ein Delirium erinnern, kommen vor. Die meisten beschreiben ihre Erlebnisse als bizarr und beängstigend bis panikartig.

Weiterhin ist auf plötzliche, unvorhersehbare Fehlhandlungen mit ausgeprägter Selbst- und Fremdgefährdung, katatone Zustände (Regungslosigkeit, Steifheit) und Krampfanfälle zu achten.

26 Notmaßnahmen

Allgemeines

Der Benutzer von Drogen setzt sich mehr oder weniger bewusst einer erhöhten Anzahl von Gefahren aus. Die Verletzungsgefahr ist, auch beim gelegentlichen Gebrauch von Drogen, höher, da Störungen im Urteilsvermögen während eines Rausches (z. B. beim Autofahren) Fehlhandlungen durch Größenwahnvorstellungen etc. eine Rolle spielen. Die häufigste Gefahr ist jedoch, dass eine Verletzung im Rausch selten ausreichend versorgt wird, da der oder die Drogenbenutzer Angst oder Scham davor haben, medizinische Hilfe in Anspruch zu nehmen. Einige wissen nicht einmal, dass behandelnde Ärzte aufgrund ihrer Schweigepflicht daran gehindert sind, die Polizei über die Drogeneinnahme zu informieren. Zudem sind Ärzte mehr daran interessiert, den Patienten zu behandeln als anzuzeigen.

Die folgenden Abschnitte sollen Empfehlungen bzw. Anregungen im Umgang mit diesen Notfällen geben.

Verletzungen

Verletzungen durch Schnitte, Verbrühungen, Gewalteinwirkung etc., die im nüchternen Zustand als versorgungsbedürftig angesehen werden, sollen natürlich auch im intoxikierten Zustand versorgt werden. So unangenehm es auch sein mag, den Notarzt zu rufen und ihm zu erklären, dass man sich im Rausch verletzt hat –man sollte es tun. Sich in berauschtem Zustand selbst ins Krankenhaus zu begeben oder ein Taxi zu bestellen, kann womöglich zu noch mehr Gefahren und Missverständnissen führen.

Es ist nicht zu empfehlen, einen Arzt hinzuzurufen und dann die Drogenintoxikation zu leugnen. Die meisten Drogen führen zu physiologischen Veränderungen und Verhaltensstörungen, die den Arzt in seiner Diagnostik erheblich stören können. Eine Platzwunde am Kopf ist meistens keine große medizinische Herausforderung, wenn aber der Betroffene zudem verwirrt redet, schläfrig erscheint und maximal erweiterte Pupillen hat, kann der Arzt gezwungen sein, weiterführende Untersuchungen durchzuführen. Diese Sorgen, Mühen und Schmerzen können sowohl dem Betroffenen als auch dem medizinischen Team erspart bleiben.

So ablehnend ein hinzugerufener Arzt auch gegen Drogen sein mag, er ist verpflichtet, die notwendige Versorgung einzuleiten, und wird erst gehen, wenn die Lage aus seiner Sicht nicht mehr bedrohlich ist. Für alle Beteiligten ist es besser, von einem leicht irritierten Notarzt versorgt zu werden als die notwendige Behandlung nicht in Anspruch genommen zu haben.

Die meisten Schnittverletzungen können nur innerhalb einiger Stunden genäht werden. Verletzte Gefäße oder Nerven können durch unnötiges Abwarten bis zum nächsten Tag möglicherweise nie wieder hergestellt werden. Die Wundversorgung durch Laien ist meistens nicht ausreichend und stellt so eine noch größere Infektionsgefahr dar. Wenn der Laie noch dazu selbst drogenintoxikiert ist, kann mit einer vernünftigen Versorgung nicht gerechnet werden.

Es muss jedoch klar sein, dass ein hinzugerufener Notarzt auch entscheiden wird, was weiter passiert. Wenn der Arzt es für notwendig erachtet, den Betroffenen ins Krankenhaus zu schicken, sollte dies auch respektiert werden. Dann muss das Abklingen des Rausches im Krankenhaus stattfinden. Ärztliche Empfehlungen sollten selbstverständlich befolgt werden, wenn ein Arzt hinzugerufen worden ist. Nichts ist unerfreulicher für einen Notarzt, als nachts gerufen zu werden, nur um sich auf lange Diskussionen mit Drogenintoxikierten einzulassen, damit die notwendige Versorgung erfolgen kann.

Nochmals soll betont werden, dass der Arzt und auch das Krankenhauspersonal der Schweigepflicht unterliegen. Das bedeutet, dass keine Informationen über Diagnosen, Behandlungen oder andere persönliche Daten weitergegeben werden dürfen, weder an Angehörige noch an Behörden.

Auch bei einer versehentlichen Chemikalienvergiftung oder Verletzung beim Hantieren mit Destillationskolben bei der Drogenherstellung darf der Arzt die Information über diese illegale Tätigkeit nicht weitergeben. Es lohnt sich daher für alle Beteiligten, Klartext zu reden, damit schwerwiegende Fehlbehandlungen vermieden werden können.

Zudem ist es für manchen vielleicht beruhigend zu wissen, dass der Konsum von Drogen keine Straftat darstellt. Besitz, Herstellung, Verteilung oder Verkauf von Drogen sind allerdings strafbar. Diese Formulierung des Gesetzes erlaubt es, dass ein Drogenintoxikierter Hilfe in Anspruch nehmen kann, ohne Angst haben zu müssen, dass die Drogeneinnahme als solche bestraft werden kann.

Angstzustände

Angstzustände treten bei fast jedem Drogenrausch auf. Bereits die Tatsache, dass eine illegale, psychoaktive Substanz die Kontrolle über höhere Gehirnfunktionen übernimmt, beunruhigt viele. Zudem sind paranoide Reaktionen aus Angst, entdeckt zu werden, von der Polizei verfolgt oder verrückt zu werden etc. relativ häufig. Erfahrene Benutzer können meistens recht gut mit Unerfahreneren umgehen und beruhigend auf sie einwirken. Es kommt jedoch vor, dass unerfahrene Benutzer unter sich sind, dass auch erfahrene Benutzer überwältigende Angstzustände haben oder dass der Betroffene alleine ist.

Festzuhalten ist, dass die Einnahme von Drogen in Begleitung –möglicherweise von einigen Freunden, die nüchtern bleiben –vorteilhafter ist. Diese „Babysittersituation" kommt jedoch leider seltener vor, weil entweder alle berauscht sein möchten oder die „Babysitter" irgendwann keine Lust mehr haben, ständig aufzupassen.

Angst ist ein dynamischer Zustand. Sie kann stärker und schwächer werden, und sie hört irgendwann von selbst auf. Angst als solche ist nicht gefährlich und kann bei entsprechender Begleitung sogar therapeutisch genutzt werden. Da jedoch gegenwärtig Psychotherapie mit Hilfe von Halluzinogenen nicht legal ist und daher Therapeuten auf diesem Gebiet fehlen, sollte, bei allem Respekt vor Möchtegerntherapeuten, strengstens davor gewarnt werden, Angstzustände psychotherapeutisch aufzuarbeiten. Diese Zustände erreichen schnell eine Dynamik und Intensität, die man mit psychotischen Zuständen vergleichen könnte, und sollten daher nicht unverantwortlich gehandhabt werden.

Es gibt viele Benutzer, die eine heilsame Wirkung von drogeninduzierten Zuständen erlebt haben. Es gibt jedoch auch viele Menschen, die unvorstellbare, lebenslange psychische Narben bekamen, weil sie versuchten, ihre Probleme mit Drogen zu lösen. Der Umgang mit drogeninduzierten Angstzuständen ist ein sehr gefährliches Unterfangen. Deshalb werden hier nur angstlindernde Techniken beschrieben. Denn die Absicht, Grundkonflikte in drogeninduzierten Angstzuständen zu lösen und zu klären, kann sich ins Gegenteil verkehren und zur Vertiefung der Angstzustände führen.

Die hier genannten angstlindernden Techniken sollten den Leser nicht dazu verleiten sie anzuwenden, um jeden Angstzustand in den Griff zu bekommen. Es sollen Anregungen für Notfälle sein und sie erheben nicht den Anspruch, drogeninduzierte Zustände besser unter Kontrolle zu bringen.

Manche Bücher empfehlen bei Angstzuständen die Einnahme von Diazepam (*Valium®*) oder anderen Psychopharmaka. Die Verschreibung von Arzneimitteln ist aus guten Gründen Ärzten vorbehalten, da die

Einnahme von Medikamenten zu komplizierten Nebenwirkungen und Wechselwirkungen führen kann. In diesem Buch werden keine Medikamente besprochen, da eine medikamentöse „Therapie" bei Drogenintoxikationen nur halbwegs verantwortungsvoll vom Notarzt oder einem Stationsarzt eingesetzt werden kann. Die fahrlässige Benutzung von z. B. Valium bei Angstzuständen kann leicht zu Atemstillständen (z. B. bei Opiaten) und paradoxen Reaktionen mit noch mehr Angst und Erregung führen.

Nicht nur bei den Halluzinogenen spielen „Set und Setting", also die Umgebung, eine große Rolle. Es sollte zuerst versucht werden, eine ängstliche Person von störenden Umgebungseinflüssen abzuschirmen. Dabei kann ein Ortswechsel (Zimmerwechsel, keine Spaziergänge oder Autofahrten!) hilfreich sein. Weiterhin kann Musik, Beleuchtung etc. schnell eine Stimmungsänderung bewirken. Eine ängstliche Person sollte nie ganz alleine sein. Auch wenn sie es nicht wünscht, sollte ab und zu nach ihr gesehen werden. Recht häufig können Drogenintoxikierte selbst sagen, was genau sie augenblicklich stört.

Menschliche Nähe und Trost sind häufig, aber nicht immer beruhigend. Wenn der Betroffene deutlich macht, dass Nähe oder Zusprache ihn stören, wird sein Zustand durch Widerrede selten harmonischer.

Zusprache

In den meisten Lehrbüchern über Psychiatrie wird geschrieben, dass „talking down" bei Angstzuständen hilft. Es wird jedoch selten erwähnt, was das bedeutet. Das hat einen guten Grund, da sich jedes Gespräch von selbst entwickelt. Sich an einstudierte Redensarten zu halten, entfremdet nur und ist deswegen nicht sinnvoll. Es können jedoch allgemeine Richtlinien gegeben werden.

Zuerst sollte kurz *nachgefühlt* werden, ob es der richtige Zeitpunkt zum Reden ist. Wenn Tätigkeiten oder Verpflichtungen rufen, kann ein Gespräch schlecht stattfinden. Die meisten Drogenintoxikierten, insbesondere nach Halluzinogen- oder Entaktogeneinnahmen, sind sehr feinfühlig für Stimmungen, Körpersprache und Gesten. Wenn der Helfer selbst unruhig und fahrig ist, hilft gutes Zureden wenig und erzeugt eher den Eindruck von Unbeholfenheit und Verunsicherung.

Nachdem wenigstens ansatzweise ein gefühlsmäßiger Kontakt hergestellt worden ist, sollte man gut *zuhören*. Viele Drogenintoxikierte reden gerne über das, was sie erleben. Diese Erlebnisberichte sind wertvoll. Sie stellen einen Vertrauensbeweis dar, mit dem nicht forsch oder respektlos umgegangen werden darf. Andererseits ist ein Erlebnisbericht auch für den Betroffenen eine Möglichkeit, sich selbst und seinen Zustand zu verstehen. Immer unter der Voraussetzung, dass der

Zuhörer auch wirklich *zuhört* und nicht selbst über ähnliche Erlebnisse berichtet oder dazwischenredet.

Der Drogenintoxikierte ist meist von seinem eigenen Erleben sehr beansprucht und interessiert sich selten für ähnliche Erlebnisse des Gegenübers. Ein Dialog, wie im nüchternen Zustand, wird sowieso kaum möglich sein. Meist reden Drogenintoxikierte über ihre Erlebnisse, weil diese einzigartig sind und sie versuchen, sie durch Wörter besser zu begreifen. Der Gesprächspartner, der nicht mit Respekt zuhören kann und nicht versteht, dass es sich um starke, gefühlsmäßige Erlebnisse handelt, sollte überhaupt nicht versuchen, ein „talking down" zu beginnen. Er kann auch für Geborgenheit durch Fürsorge, Aufsicht und Schutz sorgen und klarstellen, dass er sich bei Erlebnisberichten unwohl fühlt und sie nicht hören will.

Ein „talking down" ist kein intellektuelles Verständnisspiel. Es geht erstens um das Zuhören und zweitens darum, das Gefühl zu vermitteln, dass keine Gefahr besteht. Häufig fragen die Zuhörer intensiv nach, um die Erlebnisse selbst verstehen zu können. Dies ist meist schwierig und ein zu intensives Nachfragen kann zur Verstärkung und Vertiefung der Angst führen.

Statt dessen sollte, wenn überhaupt, versucht werden, einfühlsam nachzufragen, wenn der Betroffene offensichtlich Angst hat und nichts sagt. „Mögen Sie/magst Du erzählen, was Sie erleben/Du erlebst?", „Wollen Sie/willst Du weitererzählen?", „Wie geht es Ihnen/Dir?" etc.

Es ist immer wichtig sich klarzumachen, dass der Betroffene eine Unmenge an Erlebnissen und Sinnesreizen auf einmal durchmacht. Fragen oder Handlungen der Anwesenden sollten daher eindeutig sein. Man kann ruhig sagen, wer man ist, was das für ein Zimmer ist, dass man kurz rausgehen muss, aber bald zurückkommt, etc. Das Zeiterleben ist meistens gestört, weshalb Uhrzeiten oder Zeitangaben wie „bald" oder „später" kaum eine Bedeutung haben. Es beruhigt sehr zu wissen, wo andere Menschen sind, ob der Helfer nur zur Toilette gegangen ist oder für lange Zeit fort sein wird. Diese Eindeutigkeit kann am besten durch ständiges, kurzes Erzählen, was man vorhat und tut, erreicht werden.

Nach einiger Zeit kann der Drogenintoxikierte in Ruhe gelassen werden. Wenn die Angst verschwunden ist, kann gefragt werden, ob er sich hinlegen mag, ob er es dunkler/heller, kälter/wärmer haben will. Auch dass man immer zu erreichen ist (und wie!) und jemand ab und zu hereinschauen wird, um zu sehen, ob noch alles in Ordnung ist, sollte klargestellt werden.

Wenn diese Anregungen nicht ausreichen und der Betroffene eindeutig gequält oder sprachlich nicht zu erreichen ist, sollte der Notarzt gerufen werden. Dieser wird den Hilfsbedürftigen einweisen und die oben geschilderte Situation wird auf einer inneren oder psychiatrischen Aufnahmestation wiederholt. Notfalls kann hier eine medikamentöse Behandlung erfolgen. Auch der Stationsarzt wird zunächst versuchen, durch die obigen Maßnahmen den Betroffenen zu beruhigen. Verantwortungsvolle Ärzte pumpen einen Drogenintoxikierten nicht automatisch mit Medikamenten voll, wie manche befürchten.

Selbst- und Fremdgefährdung

Wenn Angstzustände oder Größenwahnerlebnisse dazu führen, dass der Betroffene andere verletzt, gefährdet oder sich selbst durch sein Verhalten in Lebensgefahr bringt, sollte nicht nur der Notarzt, sondern auch die Polizei gerufen werden. Beide können über Notruf verlangt werden, indem man am Telefon kurz erklärt, dass es sich um einen aggressiv gewordenen Drogenintoxikierten handelt.

Der Grund für die Anwesenheit der Polizei ist, dass ein Notarzt nicht gegen den Willen des Betroffenen behandeln darf. Die Polizei wiederum kann nur für Ruhe sorgen, aber nicht einen psychisch Kranken oder Drogenintoxikierten entsprechend behandeln. Beide Helfer sind notwendig, wenn man einen Drogenintoxikierten daran hindern will, sich selbst oder anderen schwere Verletzungen zuzufügen. Hier muss der gesunde Menschenverstand vor die Angst vor der Polizei gestellt werden.

Gut gemeinte Versuche, selbst einen „Berserker" zu überwältigen, können manchmal zu erheblichen Verletzungen führen. Die Anwesenheit von mehreren Polizisten beruhigt so manchen Wildgewordenen, und im Falle einer Auseinandersetzung kommen weniger Verletzungen vor als bei einer wohlgemeinten Rangelei zwischen Drogenintoxikierten, die anschließend womöglich alle behandelt werden müssen.

Überdosierungen, Vergiftungen

Medizinisch gesehen ist jede Drogenintoxikation eine Vergiftung. Hier sollen jedoch Drogen- oder Chemikalienwirkungen besprochen werden, die als solche den Betroffenen in eine unmittelbare Gefahr bringen. Es kann sich um Drogen handeln, die unter falschem Namen oder mit falschen Dosierungsangaben verkauft worden sind. Die weitaus häufigste Notsituation stellt eine intravenöse Heroin-Injektion dar, die eine zu hohe Heroinkonzentration aufweist (Überdosierung).

Wenn unerwartete Drogenwirkungen auftreten, sollte als erstes bedacht werden, dass die meisten Drogen nicht in tödlicher Dosierung verkauft werden. Wenn der Zustand dennoch bedenklich ist, sollte ärztliche Hilfe geholt werden, um eine Magenentleerung, Behandlung oder Reanimation einzuleiten. Insbesondere Bewusstlosigkeit zwingt zu schnellem Handeln. Schlafende Personen können durch lautes Zusprechen, Kneifen etc. geweckt werden – komatöse nicht. Es sollte nicht zu lange „herumgedoktert" werden.

Wenn Atmung und Puls feststellbar sind, reichen ein Notarztanruf und weitere Beobachtung. Wenn die Atmung abnimmt, der Betroffene bläulich anläuft oder kein Puls zu tasten ist, sollte ein Notarzt geholt und gleichzeitig mit der Atemspende begonnen werden. Abenteuerliche „Gegengifte" oder Versuche, ein Erbrechen einzuleiten, gefährden den Betroffenen nur noch mehr.

Nach einer Atemspende sollte fünfmal eine Herzmassage gemacht werden. Genauere Beschreibungen der Technik sind in entsprechenden Büchern nachzulesen und sollten jedem bekannt sein – insbesondere Drogenbenutzern! Sind zwei Helfer vorhanden, können drei Atemspenden und fünfzehn Herzmassagen abwechselnd gegeben werden. Es wird so lange weiter beatmet, bis der Notarzt kommt, auch wenn die Zeit sehr lang erscheint. Die meisten überleben durch diese Atemspende, auch wenn es hoffnungslos aussah.

Heroinbenutzer sollten wissen, dass sie nach einer Drogenpause oder einer Entgiftung wieder sehr empfindlich gegen Opiate sind. Die „übliche Dosierung" nach einer Entgiftung ist meistens eine tödliche Dosis. Wer nicht verzichten kann, sollte wenigstens nur rauchen, da hierdurch eine lebensbedrohliche Überdosierung kaum möglich ist. Die Entgiftungsmaßnahme mit all ihren Mühen muss dann aber als missglückt betrachtet werden.

Falls Verpackungen, Drogenreste oder Spritzen vorhanden sind, sollten diese dem Arzt mitgegeben werden, um eine Nachforschung, welche Substanz in welcher Dosierung eingenommen worden ist, zu erleichtern.

27 Das Betäubungsmittelgesetz

Allgemeines

Ein Kapitel über Drogengesetze aus historischem und politischem Blickwinkel verführt leicht dazu, Diskussionen und anekdotische Beiträge zum Thema Sinn und Unsinn von Prohibitionsgesetzen wiederzugeben (z. B. die Tatsache, dass Cannabis in Amerika für fast 200 Jahre als gesetzliches Zahlungsmittel zugelassen war und auch eingesetzt werden konnte, um Steuern zu zahlen, oder dass es deutsche Fürstentümer gab, die eine Todesstrafe für Tabakkonsum verhängten).

In der praktischen Bewertung und Umsetzung der heutigen Gesetze interessiert es jedoch weder Richter, Polizeibeamte noch Zollbehörden, wie ein Bürger das Gesetz für sich auslegt. Daher kann es für viele von Bedeutung sein, sich etwas besser mit dem gegenwärtigen Gesetz vertraut zu machen und nicht nur auf Gerüchte oder Anekdoten zu vertrauen.

Seit der ersten Auflage dieses Buches 1997 hat es bereits drei Änderungen des Betäubungsmittelgesetzes in der BRD gegeben.

Definition

Das Betäubungsmittelgesetz ist das in Deutschland wirkende Gesetz, das Einfuhr, Ausfuhr, Herstellung, Verarbeitung und Aufbewahrung sowie die ärztliche Verordnung und Abgabe von Betäubungsmitteln regelt. Andere Länder haben ähnliche Gesetze, z. B. „the narcotics act" (USA), „het opiumwet" (Niederlande), „loi concernant…des substances stupéfiants et substances dangereuses" (Belgien) etc.

Welche Substanzen als Betäubungsmittel gelten, wird im Betäubungsmittelgesetz Anlage I-III festgehalten und kann vom Gesundheitsminister ohne Zustimmung des Bundesrates jederzeit geändert werden. Die jeweils aktuelle, Betäubungsmittel-Liste kann bei der Pressestelle des BfArM (Bundesinstitut für Arzneimittel und Medizinprodukte, Seestr. 10, D-13353 Berlin) angefordert werden. Zudem bietet das BfArM eine Excel-Datei im Internet an, die alle aufgeführten Substanzen, allerdings ohne Kommentare, auflistet. Die homepage ist im Anhang unter „Internetadressen" aufgeführt.

Geschichtliches

Das erste Gesetz, was psychoaktive Zubereitungen in Deutschland betraf, war wahrscheinlich das Reinheitsgebot des deutschen Bieres. Davor durften Bierhersteller allerhand psychoaktive Substanzen als Zusatzstoffe dem Bier hinzufügen, z. B. das halluzinogene Bilsenkraut (*Hyoscyamus nigra*) woraus Bilsener = Pilsner hergestellt wurde. Nach dieser Gesetzesänderung durften nur Hopfen und Alkohol als psychoaktive Substanzen im Bier enthalten sein.

Bis zu Beginn des zwanzigsten Jahrhunderts waren der europäische und amerikanische Markt überflutet mit Quacksalbermedizin, Elixieren und Arzneimitteln, die erhebliche Mengen Morphin, Kokain und Heroin beinhalteten. Es wurde zudem ein massives Werbegeschäft mit all diesen Mitteln durchgeführt, wobei insbesondere Frauen und Kinder als Konsumenten anvisiert wurden. Kein Kinderzimmer und keine Hausapotheke sei ohne Heroin oder Kokain vollständig.

1920 wurde das Opiumgesetz infolge des Haager Übereinkommens von 1912 in Deutschland verabschiedet. Sinn der Gesetzgebung war, den Import von Rauchopium zu verbieten und die Phasen der Zubereitung und Verteilung von Opium, Morphin, Heroin und Kokain zu kontrollieren.

Bei der Opiumkonferenz 1924 schlugen Südafrika, die Türkei und Ägypten vor, indisches Cannabis in das Gesetz aufzunehmen. Die Vertreter des Deutschen Reiches hatten aber wenig Interesse, das vorgeschlagene Cannabisverbot durchzusetzen. Da bereits bei zwei deutschen Firmen ein Wirtschaftsschaden durch Handelseinschränkungen eingetreten war (Heroin von der Firma Bayer, Morphin und Kokainhydrochlorid von der Firma Merck), ließen die Deutschen erst nach harten Verhandlungen das Verbot gegen das indische Cannabis zu – unter der Maßgabe, dass Ägypten und die Türkei keine Importbeschränkungen für Heroin gegenüber Deutschland einführen sollten. 1929 trat das modifizierte Opiumgesetz in Kraft.

Bis in die 40er Jahre wurde heimisches Cannabis als „Hanf" in Deutschland breitflächig agrikulturell gezüchtet und für Textilproduktion, Papierherstellung und Genusszwecke genutzt. Hanf war in den beiden Weltkriegen ein wichtiger Rohstoff für die Herstellung von Armeebedarf und Uniformen.

Erst 1961 trat die nächste wichtige Änderung der internationalen Betäubungsmittelgesetze ein. Bedingt durch die lobbyistische Arbeit von Harry Anslinger in den USA (siehe Kapitel 2, Cannabis) wurden die Vereinten Nationen dazu gebracht, nicht nur den Großhandel von Cannabis gesetzlich zu begrenzen, sondern auch den individuellen Konsum einzuschränken. Die „Single Convention on narcotic drugs" der Vereinten Nationen trat in Kraft. Alle Staaten, die diesen Vertrag akzeptierten, verpflichteten sich, die gesetzliche Handhabung von Suchtstoffen einer internationalen, umfassenden Kontrolle zu unterstellen. Somit wurden die nationalen Unterschiede in der Handhabung stark eingeschränkt und praktisch den Arbeitsausschüssen der Vereinten Nationen, später der WHO, unterstellt.

1971 trat in der BRD ein neues Opiumgesetz in Kraft als Reaktion auf die „psychedelische Bewegung“ und die 68er Freiheitsbewegung in Europa. Die Strafen für Betäubungsmitteldelikte wurden erheblich verschärft, mit bis zu 10 Jahren Gefängnisstrafe. Zum Schutz der Jugend und der Allgemeinheit vor gesundheitlicher Gefährdung wurde eine große Menge neuer Substanzen als Suchtstoffe definiert, insbesondere halluzinogene Substanzen. Um diese Zeit änderte sich auch der Name des Gesetzes von Opiumgesetz zu Betäubungsmittelgesetz (BtmG). Die Bundesopiumstelle wurde ebenfalls in das Bundesgesundheitsamt integriert.

1982 erweiterte der Gesetzgeber das BtmG, um betäubungsmittelabhängige Verurteilte zur Therapie zu motivieren („Therapie statt Strafe“). So konnte mit gerichtlicher Zustimmung die Strafvollstreckung kürzerer Freiheitsstrafen zugunsten einer Therapie zurückgestellt werden (§§ 35, 36 BtMG).

1992 wurden durch das Gesetz neue Tatbestände geschaffen, um den Gewinnen der organisierten Drogenkriminalität entgegenzuwirken (OrgKG): Geldwäsche (§ 261 StGB), erweiterter Verfall (§ 73 d StGB) und Vermögensstrafe (§ 43 a StGB), die „Kronzeugenregelung“ und der Beginn des Gesetzes für „Lauschangriffe“. Zudem wurden die Möglichkeiten von „Therapie statt Strafe“ erweitert.

1995 trat das Grundstoffüberwachungsgesetz (GÜG) in Deutschland in Kraft. Im Rahmen dieses Gesetzes wurden Chemikalien kontrolliert, die zur Drogenherstellung geeignet sind.

In der zehnten Verordnung zur Änderung betäubungsmittelrechtlicher Vorschriften vom 20. 01. 1998 wurden neuere Substanzen hinzugefügt, meist sogenannte Designerdrogen wie Ecstasy-Derivate, Fentanyl-Derivate und andere. Als wichtige Änderungen (außer BtM-Rezept-Vorschriftsänderungen) galten auch das Verbot gegen Pflanzen und Pflanzenteile, die Betäubungsmittel beinhalten (Meskalin-Kakteen, Psilocybin-Pilze, DMT-haltige Pflanzen etc.), sowie eine strengere Handhabung beim Verkauf von Cannabissamen. Demnach ist der Verkauf von Cannabissamen mit der eindeutigen Absicht, illegal Cannabis zu züchten, verboten. Eine Packung mit 10 Samen für DM 100.- zu verkaufen erfüllt z. B. diesen Tatbestand.

Interessanterweise wurde die Handhabung von pharmazeutischen Erzeugnissen erleichtert, wie die Abgabe von Codein und Methadon als Substitutionstherapie und die Verordnung von synthetischem THC als Medikament.

In der elften Änderung (11.BtMÄndV) vom 23. 06. 1998 wurde die Übergangsfrist für die Umstellung von mit Codein oder Dihydrocodein versorgten Abhängigen verlängert.

Schließlich trat am 10. 10. 1998 die zwölfte Änderung (12.BtÄndV) in Kraft, wonach 6 weitere Designerdrogen aufgrund von Erkenntnissen des BKA verboten wurden. Unter anderem wurden Methylthioamphetamin (MTA, siehe Kapitel 18) und 2C-T-2 (siehe Kapitel 4) aufgenommen.

Strukturierung des BtMG

In den Paragraphen 1 und 2 werden die Begriffe bestimmt. In § 1 Absatz 1 wird auf die Anlagen 1 bis 3 verwiesen, in denen Betäubungsmittel in drei Kategorien aufgeteilt werden:

1. nicht verkehrsfähig (auch nicht für medizinische Zwecke)
2. verkehrs- aber nicht verschreibungsfähig (Regelungen für die Pharmaindustrie)
3. verkehrs- und verschreibungsfähig (Regelungen für Rezeptausstellung, Verordnungsmenge etc.)

Im zweiten bis fünften Abschnitt werden die Regelungen der Erlaubnisse, die Pflichten im Betäubungsmittelverkehr, die Überwachung und die behördlichen Vorschriften festgehalten.

Im sechsten und siebten Abschnitt geht es um die Straftaten bzw. Ordnungswidrigkeiten und die Handhabung von betäubungsmittelabhängigen Straftätern. Die Begriffe „weiche" oder „harte" Drogen werden nicht differenziert, sondern die Mengen der einzelnen Substanzen entscheiden über die Schwere des Vergehens.

So ist z. B. laut § 29 der Konsum von Betäubungsmitteln nicht strafbar. Dagegen stellt § 29 alle anderen Handlungsweisen unter Strafte: Erwerb, Besitz, Abgabe, Verkauf, Vermittlung etc.

In § 31 Abs. 1. folgt die „Kronzeugenregelung". Sie ermöglicht dem Gericht, die Strafe zu mildern oder von ihr abzusehen, falls der Täter durch seine Aussagen wesentlich dazu beitragen kann, dass eine Tat über seinen eigenen Tatbeitrag hinaus aufgedeckt werden kann.

Laut § 31a kann die Staatsanwaltschaft von der Verfolgung absehen, wenn die Schuld des Täters als gering anzusehen ist, kein öffentliches Interesse an der Strafverfolgung besteht und die Betäubungsmittel lediglich zum Eigenverbrauch in geringer Menge angebaut, hergestellt oder verschafft wurden.

Die Betonung liegt auf dem Wort „kann". Somit lassen sich keine allgemeinen Richtlinien erstellen, wann und ob ein Betäubungsmittelverbrechen zu einer Strafe führt oder nicht. Dieser Punkt wird stark vom Tatbestand, der Tätervorgeschichte, aktuellen politischen Vorgaben und momentanen gerichtlichen Belastungen oder richterlichen Einstellungen abhängig sein.

Das Grundstoffüberwachungsgesetz (GÜG)

Das Grundstoffüberwachungsgesetz (GÜG) ist in Kraft getreten, um eine bessere Kontrolle über den Verkauf, die Einfuhr und die Handhabung von Chemikalien zu gewährleisten. In den USA ist dieses Gesetz bereits länger wirksam. Dort ist es z. B. auch strafbar, Laborausrüstungsteile ohne eine entsprechende Lizenz zu besitzen (z. B. einen Dreihalskolben zum Destillieren).

Seit der Inkraftsetzung sind Grenzüberwachungsbehörden, Chemielieferanten etc. aufgefordert, gewisse Stoffe, die für die illegale Drogenherstellung benutzt werden können, zu überwachen und ggf. entsprechende Meldungen an das BKA oder die Polizei zu machen. Grundsätzlich werden Chemielieferanten keine Feinchemikalien an Privatpersonen verkaufen, aber auch der Verkauf über Universitäten, Firmen und Praxen lässt sich hiermit besser überblicken.

In **Kategorie 1** werden Stoffe aufgeführt, die auch in relativ geringen Mengen eine Drogenherstellung erleichtern würden, wie z. B. Ephedrin, Lysergsäure, Piperonal und Safrol.

In **Kategorie 2** werden Stoffe aufgeführt, mit denen in etwas größeren Mengen eine illegale Drogenherstellung möglich wäre. Hier sind Stoffe wie z. B. Essigsäureanhydrid (wird zum Herstellen von Heroin aus Opium benutzt), Phenylessigsäure und Piperidin (beide sehr hilfreich in der illegalen Amphetaminherstellung) aufgeführt.

Zuletzt werden in **Kategorie 3** Stoffe aufgeführt, die in großen Mengen eine illegale Drogenherstellung erlauben würden. Hier sind mehrere Chemikalien aufgeführt, die in Hektoliter oder Tonnen für große illegale Laboratorien für die Drogenherstellung notwendig sind: Aceton, Diethylether, Schwefelsäure, Salzsäure und ähnliche Substanzen.

Es spricht für sich selbst, dass der Kauf von 5 Liter Aceton im Farbhandel oder 200 ml Salzsäure in der Apotheke nicht zu einer Polizeimeldung führt. Sollte jedoch ein LKW 2 Tonnen Kaliumpermanganat, Ethylether und Schwefelsäure an eine Firmenadresse liefern, die auch große Mengen Ephedrin importiert, wird die Sache interessanter.

Durch dieses Grundstoffüberwachungsgesetz ist es bereits zu mehreren erfolgreichen Razzien in europäischen Drogenlaboren von Format gekommen.

Praktische Bedeutungen

Vor Gericht und im Einzelfall sind die folgenden Anregungen lediglich als Laieninterpretationen des Gesetzes zu sehen. Sollten Sie ernsthafte juristische Schwierigkeiten mit dem Betäubungsmittelgesetz haben, ist der professionelle Rat eines fachkundigen Juristen unentbehrlich und sehr zu empfehlen. Die folgenden Verallgemeinerungen sollen nur als Hinweise gesehen werden, zumal die entscheidende Grenze zwischen „geringe Mengen" und „nicht geringe Mengen" von Land zu Land und von Gericht zu Gericht erheblich abweichen können. Deshalb werden diese Laieninterpretationen im Ernstfall keineswegs die Ansichten eines Richters oder Anwalts ersetzen können.

Gegenwärtig können aber folgende Rückschlüsse aus dem BtMG gezogen werden:

Der Konsum von Drogen ist nicht strafbar. Dies bedeutet, dass eine drogenintoxikierte Person medizinische und sogar polizeiliche Hilfe in Anspruch nehmen kann, ohne befürchten zu müssen, dass gegen sie eine Klage wegen Verstoßes gegen das BtMG erhoben wird.

Es ist jedoch strafbar, Drogen zu besitzen, zu verkaufen, aufzubewahren, zu schmuggeln oder herzustellen. Praktisch bedeutet dies, dass man zugeben darf, etwas eingenommen zu haben, man darf nur nicht irgendwelche Drogen bei sich tragen oder in seinem Besitz haben (Auto, Wohnung).

Eine wichtige Ausnahme stellt die Teilnahme im öffentlichen Verkehr dar. Das Führen von Autos, Motorrädern, Booten oder Flugzeugen unter Drogeneinfluss ist strafbar. Ebenso müssen neuerdings Personen, die nach dem BtMG verurteilt worden sind, damit rechnen, dass ihnen der Führerschein entzogen werden kann bis nachgewiesen ist, dass sie längerfristig keine Drogen mehr zu sich nehmen (nicht einfach und schnell geschehen – Führerscheinentzug über ein Jahr häufig).

Als kriminell wird jeder Besitz von Betäubungsmitteln ohne entsprechende amtliche Erlaubnis oder persönlich ausgestelltes Rezept angesehen. Die Staatsanwaltschaft **kann**, muss aber nicht, von einer Klage absehen, wenn die Menge im Besitz gering ist und offensichtlich nur für den persönlichen Bedarf gemeint ist. Dies bedeutet, dass Polizisten den Betroffenen mit zum Revier nehmen müssen, um seine Personalien zu erfassen, wobei erst später die Klage seitens der Staatsanwaltschaft eventuell entfällt.

Schwerer beurteilt wird der Tatbestand, wenn eine Person im Besitz von größeren („nicht geringen") Mengen Drogen ist. Insbesondere dann, wenn die Menge oder die Verpackungsart auf eine vorgesehene Verteilung oder gar Verkauf hinweist. Dasselbe gilt für die Herstellung von Drogen. Hierzu zählt nicht nur das illegale „Küchen"-Amphetamin- oder Ecstasylabor, sondern auch der illegale Marihuanaanbau.

Bei erheblichem Handel, Schmuggel, Besitz oder Herstellung in Mengen weit über den persönlichen Bedarf hinaus drohen eindeutige juristische Folgen.

Am schlimmsten wird das Führen eines organisationsähnlichen Betriebes verfolgt. Wenn eine organisierte oder bandenähnliche Verteilungs- oder Herstellungsgruppe festzustellen ist, wird dies juristisch am härtesten verfolgt.

Aus den jüngsten Änderungen des BtMG ist zudem zu vermerken, dass der Besitz von Pflanzen, die eine betäubungsmittelpflichtige Substanz enthalten, ebenfalls strafbar ist. Dies bedeutet, dass es in Deutschland verboten ist, DMT-haltige Pflanzen zu besitzen, Cannabispflanzen ohne besondere Genehmigung, Psilocybinpilze, meskalinhaltige Kakteen, Kokainsträucher sowie Mohnpflanzen in größeren Mengen.

Ebenfalls ist der Handel mit Cannabissamen, mit der Absicht, Drogen herzustellen (z. B. 10 Samen für DM 100,- oder Pflanzen besonderer Potenz) seit ca. einem Jahr verboten.

28 Drogenscreening-Untersuchungen

Als Messinstrument für eine mögliche Drogeneinnahme werden zunehmend Drogenscreening-Untersuchungen eingesetzt – das sind Untersuchungen, die wie ein Filter oder Netz (screen) Menschen herausfinden sollen, bei denen der Verdacht besteht, dass sie Drogen genommen haben.

Da technische Fortschritte immer genauere Untersuchungen erlauben, birgt der Drogen-Markt neuerdings nicht nur mögliche Profite für Drogenhändler, sondern auch für umsatzeifrige Firmen, die ihre Produkte an unkritische Käufer verkaufen möchten. Es gibt bereits Drogenscreen-Sets für Laien zu kaufen, damit diese ihre Familienangehörigen überprüfen können, und auch „Reinigungs-Tees“, Tinkturen und sogar Spezialshampoos, die allesamt versprechen, einen Drogenkonsum vertuschen zu können.

Immer wieder gibt es Situationen, in denen es ratsam wäre zu überlegen, wie das Nutzen/Kosten-Verhältnis aussieht. So ist es z. B. möglich, mit dem „Drug-Wipe“-Test mikroskopische Drogenreste auf Papiergeld nachzuweisen. Damit stellte sich schnell heraus, dass über 60 Prozent der US-Dollarnoten Kokainspuren tragen.

Die Gefahr bei einer Untersuchung dieser Art ist einerseits, dass man den Untersuchungsergebnissen zu sehr vertraut, ohne über ausreichendes Hintergrundwissen zu verfügen. Andererseits kann man aus Unwissenheit auch diese Untersuchung unterschätzen und glauben, man könnte allzu leicht das Labor täuschen.

Übliche Untersuchungsmethoden

GC/MS

Einfach ausgedrückt beruht die Gaschromatographie auf den unterschiedlichen Haftungseigenschaften von Substanzen. Die Probe (meist Urin) wird durch Erhitzen in einen Gaszustand versetzt, mit einem Trägergas vermischt und soll sich auf spezielle Haftsubstanzen niederschlagen. Nach und nach werden die Substanzen weiter gespült, bis sie an einem Detektor vorbeikommen, der die Verzögerung misst und wieviel Masse gerade passiert. So entsteht ein „Fingerabdruck“ der

Probe, der mit einem Computer durch Vergleiche mit bekannten Proben schnell die Aussage erlaubt, um welche Chemikalien es sich in der Probe handelt. Umfassende Bibliotheken mit diesen „Fingerabdrücken" ermöglichen recht genaue Aussagen.

Nachdem die getrennten Substanzinhalte am ersten Detektor vorbeigekommen sind, werden sie in ein Massenspektrometer weitergeleitet, wo (nochmal sehr einfach ausgedrückt) abgestoßene Elektronen als Impulse gemessen werden. Die dabei entstehende Bruchstück-Verteilung ist charakteristisch für das Molekül. Somit entstehen neue „Fingerabdrücke", die von einem Computer ausgewertet werden.

Bei diesen Verfahren reichen sehr geringe Substanzmengen für einen eindeutigen Nachweis (z. T. weniger als 10^{-12} Gramm). Es spricht jedoch für sich, dass die Handhabung, Eichung, Instandsetzung und laufende Finanzierung ein entsprechendes Budget verlangt. GC/MS-Untersuchungen werden daher meist nur bei speziellen Fragestellungen oder Überprüfungen benutzt (noch) und sind nicht als „Standard-Schnelltests" geeignet.

RIA (Radioimmunoessay)

Die RIA ist eine ältere Untersuchungsmethode zur Bestimmung von niedrigen Konzentrationen von Substanzen. Radioaktiv markierte Antigene konkurrieren mit der Probe um Bindungsstellen auf einer Antigen-/Antikörperplatte. Entweder wird die Radioaktivität direkt gemessen oder weitere Verfahren werden benutzt, um die Antikörper zum Ausflocken zu bringen. Da diese Untersuchung recht aufwendig und kostspielig ist, wird sie heute kaum noch benutzt.

EIA (Enzymimmunoessay)

Anstatt radioaktiv markierter Antikörper können auch Bindungsmethoden mit Enzymmarkierungen benutzt werden. Diese Möglichkeit umgeht den Umgang mit radioaktiven Isotopen. Da auch aufleuchtende und farbverändernde Substanzen verwendet werden können, ist dieses Verfahren sehr populär für schnelle Tests, die vor Ort und ohne weitere Apparate einen Hinweis geben sollen.

Auf den ersten Blick sieht es so aus, als ob diese Methode für weniger geschulte Auswerter geeignet sei. Dabei wird meistens vergessen, dass mehrere Kreuzreaktionen, die zu falsch positiven und falsch negativen Ergebnissen führen können, möglich sind. Einige Tests, die (hauptsächlich) auf diesem Verfahren basieren, sind: Emit®, CEDIA® DAU, dau-TRAK®, TRIAGE™ 8®, Frontline®.

Probleme bei Schnelltests

Bei den enzymatischen Reaktionen kann eine Vielzahl von fehlerhaften Ergebnissen entstehen. Allgemein können eingenommene Medikamente zu falschen Ergebnissen führen, Kreuzreaktionen mit chemisch ähnlichen Substanzen entstehen und manche Substanzen nur unzureichend nachgewiesen werden (z. B. wird MDMA selten als „Amphetamin“ erkannt und synthetische Opioide nicht als „Opiate“).

Einzelne Eigenarten und Probleme bei den enzymatischen Schnelltests sind in den einzelnen Kapiteln im Buch beschrieben.

Drogenscreening aus Urin

Da es reichlich Fälschungsmöglichkeiten durch Vertauschen der Urinproben, Verdünnung durch Wasserbeimischung in der Probe oder das Beifügen von Seifenteilen zur Störung der Analyse gibt, sollten Uringaben immer unter direkter Aufsicht gesammelt werden. Für die Handhabung der Proben ist es wichtig, den Urin nicht lange ungekühlt zu lagern, da Fäulnisamine einen falsch positiven Befund für Amphetamine erzeugen können.

Nachträgliche Untersuchungen erlauben sehr wohl die Aussage, ob der Urin mit Wasser verdünnt worden ist oder Seife enthält, weshalb dann das ganze Verfahren wiederholt werden muss.

Vorab kann gesagt werden, dass es keine „Reinigungsmöglichkeiten“ gibt. Alle Produkte auf dem Markt, die eine beschleunigte Reinigung versprechen, sind reine Geldverschwendung.

Verdünnungsversuche durch reichlich Wassertrinken vor der Probenabgabe und Energieumsatzsteigerung durch Sport kann etwas helfen, aber nicht viel. Bis heute hat sich somit nur eine Methode bewährt, um bei einer Drogenscreening-Untersuchung nicht unangenehm aufzufallen: Keine Drogen vor der Untersuchung einnehmen!

Internetadressen

Über das Internet lassen sich erhebliche Mengen an Informationen austauschen. Informationstexte, Erlebnisberichte und persönliche Kommunikationen sind über die Newsgroups alt.drugs oder andere Diskussionsforen erhältlich. Dieser Austausch ist nur dann ergiebig, wenn man weiss, wo etwas angeboten wird, und er ist frustrierend durch die erhebliche Dynamik der Adressen. Folgende „links" weisen lesenswerte Informationen auf und Querverbindungen zu anderen Anbietern. Die Lebensdauer dieser Adressen ist jedoch sehr kurz, weshalb weder Anspruch auf annähernde Vollständigkeit noch Aktualität erhoben werden kann.

http://www.lycaeum.org
http://www.maps.org
http://www.heffter.org
http://www.csp.org
http://www.island.org
http://www.promind.org
http://www.hyperreal.org/drugs/
http://www.hightimes.com
http://www.erowid.org
http://www.bfarm.de

Literatur

Allen, J. W.: Magic Mushrooms of the Pacific Northwest. Homestead, Seattle 1997

Anderson, E. F.: Peyote. The Divine Cactus. University of Arizona Press, Tucson 1996

Bauereiß, E.: Heimische Pflanzen der Götter. Martin, Markt Erlbach 1995

Beifuß, W.: Psychedelic Sourcebook. Rosetta, Berkeley 1996

Cherniak, L.: Das grosse Haschisch-Buch, Teil I. Martin, Markt Erlbach 1995

Cho, A. K., Segal, S.: Amphetamine and Its Analogs. Academic Press, San Diego 1994

DeKorne, J.: Psychedelic Shamanism. Loompanics Unlimited, Port Townsend 1994

Dittrich, A.: Ätiologie-unabhängige Strukturen veränderter Wachbewusstseinszustände. VWB, Berlin 1996

Dittrich, A., Hofmann, A., Leuner, H. (Hrsg.): Welten des Bewusstseins, Band 1–6. Verlag für Wissenschaft und Bildung, Berlin 1993–1996

Eisner, B.: Ecstasy – The MDMA Story. Ronin, Berkeley 1994

Frank, M., Rosenthal, E.: Marijuana Growerßs Guide. Red Eye Press, Los Angeles 1990

Frank, M.: Marijuana Growerßs Insiderßs Guide. Red Eye Press, Los Angeles 1988

Freye, E.: Kokain, Ecstasy und verwandte Designerdrogen. Barth, Heidelberg 1997

Gartz, J.: Magic Mushrooms around the World. LIS Publications, Los Angeles 1996

Gartz, J. (Hrsg.): Halluzinogene im „Sozialismus“. Nachtschatten Verlag, Solothurn 1998

Geller, A.: Restore Your Life – Recovery from Alcohol and Drug Abuse. Thorsons, London 1992

Gottlieb, A.: Kochen mit Cannabis. Heartland, Markt Erlbach o. J.

Gottlieb, A.: The Book of Acid. The Twentieth Century Alchemist, Manhattan Beach 1975

Gottlieb, A.: The Psilocybin Producer's Guide. The Twentieth Century Alchemist, Manhattan Beach 1976

Gottlieb, A.: The Pleasures of Cocaine. The Twentieth Century Alchemist, Manhattan Beach 1976

Grof, Chr.: The Thirst for Wholeness. Harper, San Francisco 1993

Grof, St., Grof, Chr.: Spiritual Emergency. Putnam, New York 1989

Grof, St.: LSD Psychotherapy. Hunter House, Alameda 1994

Grof, St.: Beyond the Brain. State University of N. Y. Press, New York 1985

Grof, St.: The Adventure of Self-Discovery. State University of N. Y. Press, New York 1988

Gross, K. H.: Drug Smuggling – The Forbidden Book. Paladin Press, Boulder 1992

Gumucio, J. H.: Cocaine – The Legend. Hisbol, Bolivia 1995

Hartmann, W.: Informationsreihe Drogen – Kokain. Martin, Markt Erlbach 1990

Hogshire, J.: Opium for the Masses. Loompanics Unlimited, Port Townsend 1994

Leary, T., Metzner, R., Alpert, R.: Psychedelische Erfahrungen. Martin, Markt Erlbach 1993

Leary, T., Metzner, R., Weil, G. M. (eds): The Psychedelic Reaser. Citadel Press, New York 1993

Lee, D.: Cocaine Handbook. An Essential Reference. What If? 1981

Leuner, H., Schlichting, M. (Hrsg.): Jahrbuch des Europäischen Collegiums für Bewusstseinsstudien 1991–1996. Verlag für Wissenschaft und Bildung, Berlin 1992–1996

Leuner, H.: Halluzinogene. Huber, Bern 1981

Lewin, L.: Phantastica. Martin, Markt Erlbach 1987
Liggersdorfer, R., Rätsch, C. (Hrsg.): Maria Sabina – Botin der heiligen Pilze. Nachtschatten Verlag, Solothurn 1996
Lilly, J.: The Centre of the Cyclone. Marion Boyars, London 1990
Lin, G., Glennon, R. A. (eds): Hallucinogens. An Update. NIDA, 1994
„L.S.“: Paddos. Our Little Brothers. Egosoft, Amsterdam 1997
Lyttle, Th.: Psychedelic Monographs and Essays – Volume I – VI. PM&E Publishing Group, Boyntton Beach 1985–1993
Lyttle, Th.: Psychedelics. Barricade Books, New York 1994
McKenna, T., McKenna, D.: The Invisible Landscape. Harper, San Fransisco 1994
McKenna, T.: Food of the Gods. Bantam Books, New York 1992
McKenna, T.: True Halluzinations. Harper, San Fransisco 1994
Miller, R. A.: The Magical and Ritual Use of Herbs. O. A. K., Seattle o. J.
Moscher, R.: Too Much – Erste Hilfe bei Drogenvergiftungen. Werner Pieperßs Medienexperimente, Löhrbach o. J.
Nimble, J. B.: Clandestine Drog Laboratories. Loompanics Unlimited, Port Townsend 1994
Oss, O.T., Oeric, O.N.: Psilocybin – Ein Handbuch für die Pilzzucht. Volksverlag, Linden 1981
Ott, J.: Ayahuasca Analogues. Natural Products, Kennewick 1994
Ott, J.: Pharmacotheon. Natural Products, Kennewick 1993
Passie, T.: Psycholytic and Psychedelic Therapy Research 1931–1995. Laurentius, Hannover 1997
Peroutka, St. J.: Ecstasy: The Clinical, Pharmacological and Neurotoxical Effects of the Drug MDMA. Kluwer, Boston 1990
Poser, W., Poser, S.: Medikamente – Missbrauch und Abhängigkeit. Thieme, Stuttgart 1996
Potter, B. A., Orfali, S. J.: Drug Testing at Work. Ronin, Berkeley 1990
„Professor Buzz“: Recreational Drugs. Loompanics Unlimited, Port Townsend 1989
Rätsch, Chr.: Hanf als Heilmittel. Werner Pieperßs Medienexperimente, Löhrbach 1995
Rätsch, Chr.: Enzyklopädie der psychoaktiven Pflanzen. AT-Verlag, Aarau 1998
Rätsch, Chr. (Hrsg.): Jahrbuch für Ethnomedizin und Bewusstseinsforschung. Nummer 1–3. Verlag für Wissenschaft und Bildung, Berlin 1992–1994
Rippchen, R. (Hrsg.): MDMA – Die neue Sympathiedroge? Werner Pieperßs Medienexperimente, Löhrbach 1986
Rippchen, R. (Hrsg.): Zauberpilze. Nachtschatten Verlag, Solothurn o. J.
Rippchen, R. (Hrsg.): Das Recht auf Rausch. Der Grüne Zweig 147. Nachtschatten Verlag, Solothurn 1996
Sahihi, A.: Designerdrogen – Gifte, Sucht und Szene. Heyne, München 1995
Sankar, S. D. V.: LSD – A Total Study. PJD Publ., Westbury 1975
Saunders, N.: E is for Ecstasy. Nealßs Yard Publ. Studio, London 1993
Schultes, R.E., Hofmann, A.: Plants of the Gods. Healing Arts Press, Vermont 1992
Seymour, R., Smith, D. E.: Guide to Psychoactive Drugs. Harrington Park Press, New York 1987
Seymour, R., Smith, D. E.: The Psychedelic Resurgence. Hazeldeen, Minnesota 1993
Sheldin, M., Wallechinsky, D.: Laughing Gas – Nitrous Oxide. Ronin, Berkeley 1992
Shulgin, A., Shulgin, A.: PIHKAL – A Chemical Love Story. Transform Press, Berkeley 1992
Shulgin, A., Shulgin, A.: TiHKAL – The Continuation. Transform Press, Berkeley 1997

Siegel, R. K.: Fire in the Brain. Plume, New York 1993
Smith, M. V.: Psychedelic Chemistry. Loompanics Unlimited, Port Townsend 1981
Snow, O.: Amphetamine Syntheses. Thoth, Spring Hill 1998
Snow, O.: LSD-25 and Tryptamine Syntheses. Thoth, Spring Hill 1998
Snyder, S. H.: Drugs and the Brain. Scientific American Library, New York 1996
Sociedad para la preservatión de las Plantas del Misterio: The Salvia Divinorum Grower's Guide. Spectral Mindustries, Davis 1998
Stafford, P.: Informationsreihe Drogen – Meskalin, Peyote und verwandte Kakteen. Martin, Markt Erlbach 1980
Stafford, P.: Informationsreihe Drogen – Cannabis, Haschisch & Marihuana. Martin, Markt Erlbach 1980
Stafford, P.: Informationsreihe Drogen – LSD. Martin, Markt Erlbach 1980
Stafford, P.: Informationsreihe Drogen – Psilocybin und andere Pilze. Martin, Markt Erlbach 1980
Stafford, P.: Psychedelics Encyclopedia. Ronin, Berkeley 1992
Stewart, T.: The Heroin Users. Pandora, London 1987
Stolaroff, M. J.: Thanatos to Eros. Verlag für Wissenschaft und Bildung, Berlin 1994
Stolaroff, M. J.: The Secret Chief. MAPS, Charlotte 1997
Strausbaugh, J. (ed.): The Drug User. Blast Books, New York 1990
„Strike": Total Synthesis. Panda Pink, San Antonio 1997
Täschner, K-L., Richtberg, W.: Koka und Kokain: Deutscher Ärzte-Verlag, Köln 1988
Trueheart, T.: Triplepoint – LSD in Group Therapy. Green Fir Publishing, Petrolia 1992
Trulson, M. E.: The Encyclopedia of Psychoactive Drugs – LSD Visions or Nightmares? Chelsea House Publishers, New York 1992
Turner, D.M.: The Essential Psychedelic Guide. Panther Press, San Francisco 1994
Turner, D.M.: Salvinorin. The Psychedelic Essence of Salvia Divinorum. Panther Press, San Francisco 1996
„Uncle Fester": Practical LSD Manufacture. Loompanics Unlimited, Port Townsend 1995
„Uncle Fester": Secrets of Methamphetamine Manifacture, 4th ed. Loompanics Unlimited, Port Townsend 1996
„Uncle Fester": Advanced Techniques of Clandestine Psychedelic and Amphetamine Manufacture. Loompanics, Port Townsend 1998
„U. P. Yourspigs": The Complete Book of Ecstacy. Synthesis Books, Birmingham 1995
Völger, G.: Rausch und Realität – Drogen im Kulturvergleich. Bd. 1 u. 2. Offsetdruck Peter Schlink GmbH, Köln 1981
Weil, A., Rosen, W.: From Chocolate to Morphine. Mifflin, New York 1993
Widmer, S.: Ins Herz der Dinge lauschen. Über MDMA und LSD, Die Unerwünschte Psychotherapie. Nachtschatten Verlag, Solothurn 1989

Sach- und Personenverzeichnis